"十二五"国家重点图书出版规划项目

中国针灸名家特技丛书

火 针 疗 法

杨　光　主编

中国中医药出版社

·北　京·

图书在版编目（CIP）数据

火针疗法 / 杨光主编 . —北京：中国中医药出版社，2014.1
（中国针灸名家特技丛书）

ISBN 978 – 7 – 5132 – 1768 – 2

Ⅰ . ①火… Ⅱ . ①杨… Ⅲ . ①火针疗法 Ⅳ . ①R245.31

中国版本图书馆 CIP 数据核字（2013）第 292461 号

中国中医药出版社出版

北京市朝阳区北三环东路 28 号易亨大厦 16 层

邮政编码　100013

传真　010 64405750

廊坊祥丰印刷有限公司印刷

各地新华书店经销

*

开本 710×1000　1/16　印张 15　彩插 0.5　字数 186 千字

2014 年 1 月第 1 版　2014 年 1 月第 1 次印刷

书号　ISBN 978 – 7 – 5132 – 1768 – 2

*

定价　48.00 元

网址　www.cptcm.com

社长热线　010 64405720

购书热线　010 64065415　010 64065413

书店网址　csln.net/qksd/

官方微博　http://e.weibo.com/cptcm

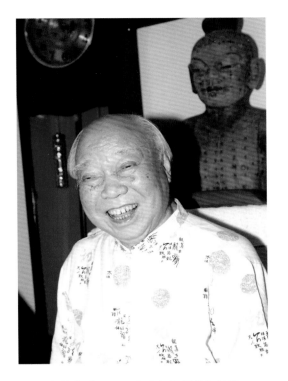

火针发明人——国医大师贺普仁教授

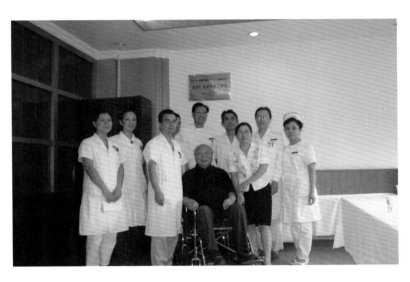

贺普仁名老中医工作室

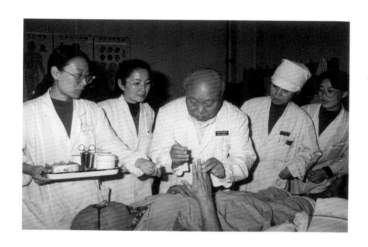

贺普仁教授为患者进行针灸治疗

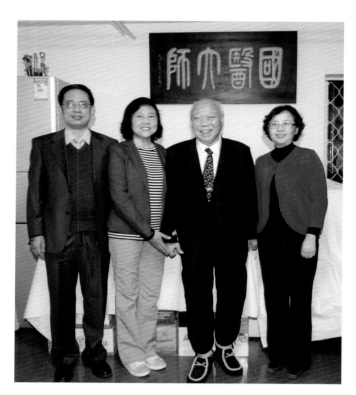

贺普仁教授（右二）与其传人（本书主编杨光，左一）
庆祝针灸疗法申遗成功

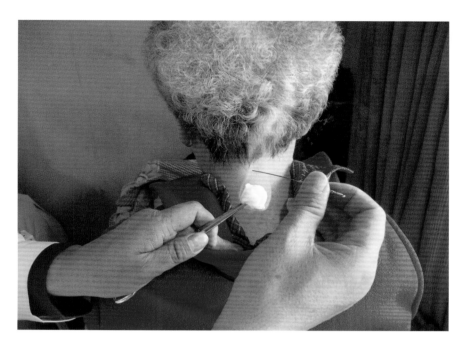

火针治疗老年颈性眩晕

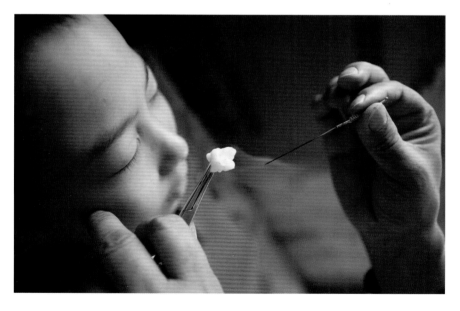

火针治疗小儿陈旧性面瘫

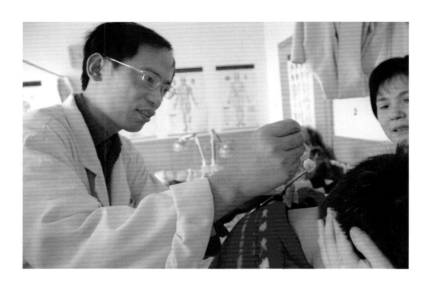

火针治疗儿童神经性皮炎

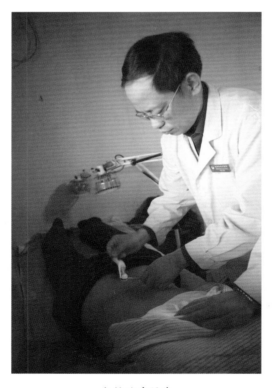

火针治疗腰痛

"十二五"国家重点图书出版规划项目

《中国针灸名家特技丛书》
编 委 会

《火针疗法》编委会

审　　定　贺普仁

主　　编　杨　光

副 主 编　贺　畅　王新玲

编　　委　（以姓氏笔画为序）

　　　　　王新玲　杨　光　贺　畅

　　　　　顾宝光　徐明珠

出版前言
○ ○ ○

　　针灸医学源远流长，在其漫长的发展历程中，一代代医家辛勤实践，薪火相传，使针灸理论日臻成熟，针灸技法不断完善，针灸特色异彩纷呈，尤其是近现代，一大批针灸名家，在努力继承、发扬传统针灸技法的同时，敢于探索，不断创新，创立或发展了不少独特、精湛的针灸技法，如贺普仁的火针疗法、薄智云的腹针疗法、王文远的平衡针疗法、朱汉章的小针刀疗法等，还有头针、耳针、眼针等微针技法，浮针、水针等特种针法和一些新的灸法相继出现，争奇斗艳，使针灸技法呈现"百花齐放，百家争鸣"的欣荣景象，极大拓展了传统针灸的应用范围，提高了针灸的临床疗效，促进了针灸学术和技术的发展。

　　为了更好、更有效地推广、传承这些特色针灸疗法，充分发挥这些技法的特色和优势，进一步提高针灸临床疗效，促进针灸学术的发展和技术的进步，我们从当代众多的针灸临床疗法中筛选出技术成熟、疗效肯定、特色鲜明、自成体系、影响较大、易于推广者，编辑、出版了这套《中国针灸名家特技丛书》。

　　本丛书已被新闻出版总署列为"十二五"国家重点图书出版规划项目，首批包括贺普仁《火针疗法》、薄智云《腹针疗法》、王文远《平衡针灸》、焦顺发《头针疗法》、周楣生《周氏灸法》、朱汉章《小针刀疗法》、杨兆刚《芒针疗法》、靳瑞《靳三

· 1 ·

针疗法》、王秀珍《刺血疗法》、陈日新《新灸法》、汤颂延《汤氏头针》等。每种疗法均以该疗法的创始人或领军（代表）专家为主打，充分体现其开创性和权威性。系统、全面整理该疗法的诊疗体系，重点挖掘、突出名家的学术观点、诊疗特色、临证技巧、应用诀窍等，并配以清晰、直观、准确的操作写真图片或示意图，力求做到系统权威、规范严谨；个性突出、特色鲜明；文图并茂、精练实用。

2010 年联合国教科文组织将"中医针灸"正式列入"人类非物质文化遗产代表作名录"，使针灸"自然、健康"的理念与方法以及针灸治疗疾病的良好疗效，得到更广泛的认同和尊重，为传统针灸提供了更加良好的发展环境。这套《中国针灸名家特技丛书》的编撰出版，正是顺应这一大环境的产物，也是我社"名家、名著、名社"三名战略的具体实践，体现了中医药出版人的责任与担当。希望能得到读者的喜爱，以及同行、专家的指点，使之不断充实、完善，发挥其应有的作用。

中国中医药出版社

2012 年 7 月

内容提要

○ ○ ○

    火针疗法是我国传统医学宝库中一种独特的针刺治疗方法，有着悠久的历史，具有施治简便、见效快、疗程短等特点，在治疗顽固性病症方面有独特疗效。本书作者在临床中逐步体会到，火针疗法不仅在治疗寒性病症时有特效，而且"凡属寒热虚实、病灶轻重远近，无所不宜"，因此，该疗法的适应证十分广泛。本书系统、全面地整理了该疗法的诊疗规律，重点挖掘了贺普仁教授火针治病的经验，还总结了作者本人近十年来的临床体会，附以火针治疗典型医案，使本书系统权威、特色鲜明、精练实用。

序

○ ○ ○

2010 年 11 月，中国针灸被联合国教科文组织列入"人类非物质文化遗产代表作名录"，这说明，中国针灸已得到世界范围内的承认和尊重。从此，针灸学不再仅仅是中华传统医学的瑰宝，它还成了人类共有的财富。这充分证实了毛主席曾经的预言："针灸是科学的，不是土东西，将来世界各国都要用。"

目前世界范围内广泛运用的针灸，其实还只是中国传统针灸宝库中的一部分，即主要运用的是毫针方法，许多其他的针灸方法，如艾灸、火针、刺血等尚未得到充分认识和运用。从我 70 年的行医经验来看，小小银针固然可以治疗很多疾病，但要治愈疑难杂症、治疗顽固性疾病，单靠毫针就难以胜任，往往需要多种针灸方法灵活配合才能取得较好的疗效。为此，我勤求古训、博采众方，创立了"针灸三通法"。其中温通法中的火针疗法，是我重点发掘的古针法，通过几十年来我和针灸同道们的实践，充分体现了火针疗法在治疗疑难病症中的价值，这在我的有关三通法的著作中已有记述。杨光医师近年来对火针疗法做了进一步整理，撰写成《火针疗法》一书，想必对推广此疗法具有重要的意义。

杨光医师在 20 世纪 80 年代读研究生期间，即与我交流切磋针灸古典文献，后又专门在我的诊所跟师学习，对我的学术思想深得其要，其通过运用针灸三通法，临床疗效不断提高，日门诊量超百余人次。后继有人，我深感欣慰！杨光医师热爱针灸，淡泊名利，近年来在繁忙的工作之余，协助我整理了大量的针灸古籍和学术著作，因此我乐于提笔，为之作序。

贺普仁 于北京

2013 年 9 月

前 言

○ ○ ○

　　火针疗法是我国传统医学宝库中一种独特的针刺治疗方法，有着悠久的历史，具有施治简便、见效快、疗程短等特点，在治疗顽固性病症方面有独特的疗效。

　　20 世纪 60 年代以来，贺普仁教授对濒临失传的火针疗法进行了大量的挖掘整理工作，并在临床上取得了可喜的成绩。笔者作为北京市中医管理局培养的首批"125"临床人才，2002 年起跟随贺普仁教授临证学习，3 年中获益匪浅，对贺老的火针疗法体会尤深，在临床实践运用时起到了意想不到的效果，由此推动我院针灸科广泛运用火针，这对我院针灸科的迅速崛起起到了重要作用。

　　我们在临床上逐步体会到，火针疗法不仅在治疗寒性病症时有特效，而且"凡属寒热虚实、病灶轻重远近，无所不宜"，因此，该疗法的适应证十分广泛。火针疗法看似可怕，但只要掌握好适应证和操作手法，病人完全可以接受。目前，我科已有许多病人主动要求采取火针治疗，因为他们尝到了火针的甜头。为了使这一独特疗法让更多的患者受益，笔者和本科同道一起系统、全面地整理了该疗法的诊疗规律，重点挖掘了贺老火针治病的经验，总结了我们十年来的临床体会，附以火针治疗病案，力求使本书系统权威、特色鲜明、精练实用。

由于本书的编撰较为仓促，其中难免有不少疏漏之处，望广大同道予以谅解和指正。我们临床工作十分繁忙，许多宝贵的病案没有及时记录下来，希望于再版时能充实更多的临床资料。

杨　光

2013 年 9 月

目　录
○　○　○

上篇　总　论

第一章　火针疗法的历史渊源
○　○　○

　　火针疗法是指将特制的针具用火烧红针体后，按一定刺法瞬间刺入腧穴或特定部位的治疗方法。其借助火力和温热刺激，通过温阳扶正、祛寒散邪、疏通气血而达到治疗目的，属于温通疗法的范畴。

　　火针疗法创立于《黄帝内经》，该书第一次明确记载了火针，说明春秋战国时期已经对火针疗法的名称、针具、刺法、适应证、禁忌证等有了较为系统的认识。火针在《黄帝内经》中被称为"大针"，书中记载了九种不同形式的古代针具：镵针、圆针、鍉针、锋针、铍针、圆利针、毫针、长针、大针。《灵枢·九针十二原》曰："九曰大针，长四寸……大针者，尖如挺，针锋微圆……"可见，此针针身粗大，针尖微圆，适应于高温、速刺的要求。也有人认为，"大"即"火"字的笔误。

　　《黄帝内经》又将火针称为"燔针"，火针疗法称为"焠刺法"。焠，火灼也。《灵枢·官针》云："凡刺有九……九曰焠刺，焠刺者，刺燔针则取痹也。"《灵枢·经筋》云："焠刺者，刺寒急也。热则筋纵不收，无用燔针。"《灵枢·寿夭刚柔》云："刺布衣者，以火焠之；刺大人者，以药熨之。"《灵枢·官针》云："病水肿不能通关节者，取以大针。"《灵枢·厥病》曰："肠中有虫瘕及蛟蛔……以大针刺之。"《素问·调经论》曰：

"病在骨，焠针药熨。"以上所提到的均为火针的适应证，如寒痹、虫证、水肿、骨病等，并适用于体质强壮者，而热痹一般不用火针。

《灵枢·经筋》云："治在燔针劫刺，以知为数，以痛为输。"这里指出了火针的取穴、针刺方法。由上可见，火针疗法早在《黄帝内经》时代就已成为传统医学的重要组成部分。

至汉代，火针疗法在临床上的应用已经相当广泛，甚至发生医者误用或滥用火针的现象。张仲景在《伤寒论》中多次提到误用火针的实例，对火针疗法的禁忌和误治后的处理作了一些论述，共计 10 余条。《伤寒论》将火针称为"烧针"、"温针"。书中曰："太阳伤寒者，加温针必惊也。""火逆下之，因烧针烦躁者，桂枝甘草龙骨牡蛎汤主之。""伤寒脉浮，医以火迫劫之，亡阳，必惊狂，卧起不安者，桂枝去芍药加蜀漆牡蛎龙骨救逆汤主之。""太阳病中风，以火劫发汗，邪风被火热，血气流溢，失其常度。两阳相熏灼，其身发黄，阳盛则欲衄，阴虚小便难，阴阳俱虚竭，身体则枯燥，但头汗出，齐颈而还，腹满欲喘，口干咽烂，或不大便。久则谵语，甚者至哕，手足躁扰，捻衣摸床。小便利者，其人可治。""形作伤寒，其脉不弦紧而弱，弱者必渴，被火必谵语。"以上详细讲述了太阳伤寒、太阳中风及温病伤阴误用火针的严重后果，部分说明了救治方法。

《伤寒论》中还指出火针治疗后由于针孔保护不当，感受外邪，并发奔豚之症。"烧针令其汗，针处被寒，核起而赤者，必发奔豚，气从小腹上冲心者，灸其核上各一壮……"张仲景从反面论述了火针疗法的一些不良反应及处理方法。

晋、唐时代是火针疗法的发展时期。晋代皇甫谧撰写的《针灸甲乙经》肯定了"焠刺"针法，强调了火针的适应证及患者的体质因素。如"焠刺者，燔针取痹气也"，"凡刺寒邪用毫针曰以温","故用针者不知年之所加，气之盛衰，虚实之所起，不可以为工矣"。但其对火针疗法的论述未超出《内经》的范围，只是对火针疗法的传承有承前启后的作用。

《小品方》为晋代陈延之所作，书中最早出现了"火针"名称，如"附骨疽……若失时不消成脓者用火针、膏、散"。作者还首次把火针疗法应用于眼科疾病，如"取针烧令赤，烁著肤上，不过三烁缩也"。

唐代孙思邈所著的《千金方》中记载"外疗疽疽，针唯令极热"，"痈有脓便可破之，令脓宜出，用铍针；脓深难见，肉厚而深者用火针"。这是火针疗法治疗热证的最早记载。孙思邈治疗疮疡痈疽、瘟疫痰核和出血等外科病症常用火针疗法，从此突破了火针只治疗寒证的局限，进一步拓展了火针疗法的适用范围。孙思邈打破了火针只是"以痛为腧"的取穴方法，如"侠人中穴火针，治马黄疸、疫通身并黄，语音已不转者"。同时，在刺鬼十三针法中，对于鬼路、鬼枕、鬼床、鬼堂四穴，在刺法中均言"火针七锃，锃三下"等。他还提出了火针的禁忌腧穴，如"巨阙、太仓，上下篇此一行有六穴，忌火针也。"

宋、元、明是火针疗法运用的兴盛时期。宋代王执中所著《针灸资生经》，将火针疗法创造性地应用于内脏疾患的治疗中，是对火针疗法的一大贡献。书中记载了治疗心腹痛、哮喘、腰痛等病的经验。"……腰痛，出入甚难，予用火针微微频刺肾俞，则行履如故。"该句中包含了症状、病名、取穴、手法及治疗效果，开创了火针病案记载的先例。贺普仁教授从《针灸资生经》中收益颇多，对创立温通法具有很大的启发作用。

明代是我国医药事业发展的兴盛时期，有关针灸的著作层出不穷。高武撰写的《针灸聚英》有专篇全面地论述了火针疗法，标志着火针疗法的成熟。

针具："世之制火针者，皆用马衔铁……此针唯是要久受火气，铁熟不生为工，莫如火炉中用废火筋制铁为佳也。"高氏首先对火针的选材提出了要求，即"初制火针，必须一日一夜，不住手以麻油灯火频频蘸烧，如是一日一夜，方可施用"，对火针的制作工艺亦作了具体说明。

针法："焠针者，以麻油满盛，灯草令多如大指许，取其灯火烧针，频麻油蘸其针，烧至通红用方有功。若不红者，反损于人，不能去病。烧时令针头低下，恐油热伤手，先令他人烧针，医者临时用之，以免致手热。才觉针红，医即采针。"高氏重视火针的加热，更重视火针的刺法及深浅。"以墨记之，使针时无差，穴点差，则无功……""先以左手按定其穴，然后针之。""切忌过深，深则反伤经络；不可大浅，浅则治病无功。但消息取中也。大凡大醉之后不可行针，不适浅深，有害无利。"

适应证：高氏详细讲解了火针破脓、治瘤、蠲痹等治疗作用，及在疮疡外科疾患、痹证、瘫痪中的作用。"破瘤坚积结瘤等，皆以火针猛热可用。""若风寒湿三者在于经络不出者，宜用火针，以外发其邪。""凡治瘫痪，尤宜火针易获功效。"

禁忌证：高氏谈及火针的禁用部位和季节。"人身之处皆可行针，面上忌之。凡夏季……切忌妄行火针于两脚内，及足则溃脓肿痛难退。其如脚气多发于夏……或误引火针，则反加肿痛，不能行履也。""大醉之后，不可行针。"

功效：此书首次对火针的功效进行了探讨，总结了火针的行气与发散两大功效，开始建立火针治病的基本理论。

针后处理："凡行火针，一针之后疾速便去，不可久留，寻即以左手速按针孔上则痛止，不按则痛甚。"高氏此经验，至今仍应用于临床。

高氏还对火针与气针、灸法的长短进行了比较。认为火针易于掌握且散邪之功显著优于气针；火针较灸法更易被患者接受，又无灸法闭门留寇之患，相对而言，高氏更推崇火针。

李时珍在他的《本草纲目》中也比较全面地论述了火针的刺法和作用，并阐述了火针治疗痈疽、痹证的机理。还记述了火针治疗目翳的方法："其法用平头针，如翳大小，烧赤，轻轻当翳中烙之。烙后翳破，即用除翳药敷点。"

明代的外科著作较多地记载了火针的运用。如陈实功所著《外科正宗》描述了火针治疗瘰疬："治瘰疬、痰核，生于项间……将针烧红，用手指将核握起，用针当顶刺入四五分，核大者再针数孔亦妙。核内或痰或血随即流出，候尽以膏盖之。"用这一方法治疗瘰疬屡试不爽。陈氏将火针疗法广泛应用于临床，并成功地治疗了眼科疾患。薛己的《保婴撮要》记载，使用火针治疗小儿气血虚甚的腋痈要"先用大补后用火针"，而肝肾先天禀赋不足的漏疮、肌肉不生则不能用火针治疗。

明代杨继洲的《针灸大成》集众家之所长，将火针列为针灸疗法之一。由于《针灸大成》对后世的影响巨大，所以这对火针疗法的流传起了积极作用。明代已有火针医案的记载，如《名医类案》记载："一男子胁肿一块，日久不溃，按之微痛，脉微而涩，此形证俱虚，当补不当泻。乃用人参养荣汤及热艾熨患处，脓成以火针刺之，更用豆豉饼、十全大补汤，百剂而愈。"《明史·周汉卿传》记载了周氏用火针治疗肠病的案例。

火针疗法在清代仍有一定的运用，如吴仪洛在《本草从新》中指出，火针的主要功效是"通、去风"。进针时要浅深得宜，即"凡用火针，太深则伤经络，太浅则不能去病，要在消息得中"。吴氏还阐述了火针治疗眼疾的方法："肝虚目昏多泪，或风赤及生翳膜，头厚生病，后生白膜，失明或五脏虚劳，风热上冲于目生翳病，亦熨烙之法……"清代《医宗金鉴》归纳前人的经验，指出了火针的主要适应证，即"火针者即古之燔针也。几周身淫邪，或风或水，溢于机体，留而不能过关节，壅滞为病者，以此刺之。"清·赵濂在其所著的《医门补要》中则强调"火针不可轻用"，其曰："火针（又名燔针）为外症所必用，能决脓痈，消散阴疽，惟红肿痛，火毒旺者。误用，更肿痛深溃。头面为诸阳总会，一用火针，引火闭邪，使轻病转危矣。"

清代后期，由于政府对针灸疗法的打击，加上西洋医学的传布，火针疗法同其他针灸方法一样受到歧视和排斥，只在民间流传和使用，运用范围日趋狭小。

第二章　火针疗法的现代发展

○ ○ ○

　　新中国成立以来，党和政府制定了继承和发展中医学遗产的政策，对传统中医学给予了保护和大力的支持，使针灸学得以新生。但当时针灸的振兴和发展，主要是毫针方法，以及以毫针为基础的各种新针疗法，对传统的艾灸、刺血，特别是火针疗法认识不足，临床运用极少。

　　贺普仁教授自 20 世纪 60 年代起，为了进一步提高针灸疗效，特别是为了治疗疑难重症，他博览群书，勤求古训，开始按照古书上的记载试用火针，取得了很好的临床疗效。1965 年，贺普仁教授发表了《火针治疗漏肩风》；1971 年，发表了《火针治疗面肌痉挛的临床观察》；1972 年，发表了《火针治疗 30 例坐骨神经痛的临床观察》。在大量火针、刺血疗法临床实践的基础上，贺老提出了"针灸三通法"理论，即以毫针刺法为主的"微通法"，以火针、艾灸疗法为主的"温通法"，以三棱针刺络放血为主的"强通法"。这三种针灸方法以三通命名，不仅体现了针灸疗法的特点和特长，而且把针灸临床中普遍忽视的火针疗法、刺血疗法、艾灸疗法提到应有的高度，为提高针灸疗效、拓展针灸治病领域发挥了重要的作用。同时，贺普仁教授积极研制火针针具，勇于突破古人火针疗法的一些禁区，努力拓展该疗法的适应证。

著名针灸学家，原山西省针灸研究所所长师怀堂教授也是火针疗法的大力提倡者。师老在 50 余年的临床实践中，努力发掘《黄帝内经》的九针技术，改革创制了新型针具，名曰"新九针"，火针便是其中主要的针具针法。

在以贺老为首的针灸学家的竭力倡导下，火针疗法在近 30 年来，逐步被针灸界认可。为了克服火针温度的难控性和患者的畏针心理，20 世纪 80 年代初，研制出了一种新的火针针具——电热火针。其治疗原理是将电流通过特制的针具使针尖发热，将电热能引入穴位，从而激发机体的抗病能力。这种针的特点是体积小，针尖上热快，针温恒定，针刺深浅可随意调整，能缩短治疗时间。电热火针的问世，使火针疗法的操作趋于规范，促进了火针疗法的应用和发展。

火针疗法在现代发展的重要成果之一就是针具的改进和多样化，如上述电火针、电热针、激光火针以及多头火针、微火针等。

近年来，由于贺普仁教授被授予"国医大师"称号，其"针灸三通法"理论日益受到瞩目，贺氏火针疗法得到了较快传播。

展望未来，火针疗法有望进入大学教材，成为针灸疗法的一种常规治疗方法。其机理研究将会随着火针疗法的振兴而深入，而机理研究的深入将会进一步明确火针的适应证。火针针具将会进一步得到改进，特别是利用现代电、光技术来模拟传统火针，可减轻病人的畏针心理和疼痛程度，并且火针刺激的各种参数可以得到有效控制，火针现代化将使火针疗法在更大的范围内得到运用。

第三章　火针疗法的特色优势
○　○　○

　　火针疗法最大的特点，就是火针具有针刺和灸疗的双重作用。在操作上，火针只需稳准快捷，一般不需做补泻手法，故火针较毫针更为简便易行。由于火针刺激量大，故不留针即可取得毫针长时间留针的效果，并且火针的治疗间隔较毫针为长，可节省患者往返就诊之苦，因此，火针治疗的时间成本较低。

　　火针的主要缺点是疼痛较重，视之令人畏惧，部分患者难以接受。但只要术者手法熟练，针具、进针部位选择适当，火针的疼痛感可以减轻，数次治疗后，绝大多数患者最终均能接受火针疗法。对于疼痛感，明代高武将火针与艾灸做了一番比较："灸则直守艾灼烧过，痛则久也；火针虽则视之畏人，其针下快疾，一针便去，痛不久也。以此则知灸壮候数满足，疼久也；火针只是一针，不再则痛过也。"这是针对古法直接灸而言的，现代灸法多采用间接灸，但疗效逊于古法。总之，相对于针刺、艾灸操作上的麻烦，火针的瞬间疼痛还是可以忍受的。

　　火针的适应证比较广泛，古人说过："凡属寒热虚实、病灶轻重远近，无所不宜。"这是因为火针具有以下广泛的作用。

一、温阳扶正

　　火针可以借火助阳，治疗阳虚所导致的各类虚寒证。如中焦虚寒，火针可振奋脾胃阳气，改善其消化功能；肾阳不足，火针可益肾壮阳，治疗肾虚腰痛、阳痿、遗精；阳虚气陷，火针可升阳举陷，治疗胃下垂、阴挺。阳气得充，则气化有权，水液运行无碍，从而痰饮得化、水肿得消。实验证明，毫针可增加实验动物的白细胞吞噬能力并促进抗体形成，多方面提高动物的免疫能力，防御和抵抗致病因素的侵袭，亦即中医的"扶正"。火针既具有毫针的这一特性，又以温热之力通过振奋阳气而强化了这一作用，使得正气充实，卫外有固而邪气难以侵入，既入之邪亦易于消除，即所谓"离照当空，则阴霾自消"。

二、温通经络

经络具有运行气血，沟通机体表里上下，调节脏腑组织功能活动的作用，一旦经络气血失调，就会引起各种病变。所以，疏通经络一直是针灸治疗的重要法则，毫针即具有这一作用，火针则通过对针体的燃烧加热，使得疏通之力更强。"不通则痛"，经络不通，气血阻滞，可引起疼痛，火针疗法可以温通经脉使得气畅血行，达到"通则不痛"的目的。故可治疗各种痛证。经络阻滞，气血运行受阻，筋肉肌肤失于濡养，则可出现痉挛、抽搐、麻木、瘙痒等症。火针疗法温煦机体，疏通经络，鼓舞气血运行，故具有解痉、除麻、止痒之功。对于一些久治难愈的疮口如慢性溃疡、破溃的瘰疬、臁疮等，火针可起到独特的生肌收口之效。因火针温通经络、益气活血，使疮口周围瘀滞的血液因经脉畅通、循环加速而易于消散，病灶周围组织营养得到补充，从而可以促进组织再生，加快疮口愈合。火针的生肌敛疮作用是毫针所不能比拟的。

三、祛邪散热

火针针具较粗，加之借助火力，出针后针孔不会很快闭合，风邪和有些有形之邪可从针孔直接排出体外，所谓"开门驱邪"。如风寒外袭，肺失宣降，出现喘咳症状，火针可以通过温热刺激腧穴经络，以温散风寒，驱邪外出。邪气散则肺气宣发肃降功能调和，症状自除。又如寒湿之邪侵入机体，痹阻经络而引发各种痛症，火针借其火力，可温化寒湿、流通气血，气血行，经络通则疾病除。火针亦可用于热证，对于火热毒邪时有奇效，"热病得火而解者，犹如暑极反凉，乃火郁发之之义也"，这就是古人'以热引热'的理论。痄腮、蛇串疮等病症属热毒内蕴，使用火针可温通经络、行气活血，引动火热毒邪外出，从而使热清毒解。

四、去腐排脓，生肌敛疮

去腐排脓是火针在民间应用的主要功效，操作简便易行，排脓彻底，疮口易于愈合。只需将烧红的火针对准脓肿中心或易引流的部位刺入，一般中心刺 1 ~ 2 针，周围再刺 2 ~ 3 针即可。

火针具有收肌敛疮的功效，可治疗一些经久不愈的疮口或其他慢性溃疡，如破溃的瘰疬、臁疮等。用中等粗细的火针，烧红后在疮口四周围刺，疮口内有腐肉者，可在疮口正中刺 1 ~ 2 针。由于火针能温通经络、行气活血，使气血运行畅通和加速，故疮口周围瘀积的气血可流动消散，病灶周围的营养得以增加，促进了组织再生，疮口愈合自然加快。

火针除了以上作用外，还有消癥散结、升阳举陷、宣肺定喘、镇痛、止痒、除麻、定抽、息风等作用。简而言之，机体无邪时，火针可助阳扶正；机体有邪时，火针可散邪驱邪。

火针对机体的刺激量较大，也可用来刺血，因此，火针虽属温通疗法，但也兼有强通疗法的性质。所以，火针疗法是针灸治疗疑难杂症、重症痼疾的有力工具。

第四章　火针疗法的作用机理

○　○　○

一、传统认识

1. 助阳扶正

《素问·生气通天论》曰："阳气者，若天与日，失其所，则折寿而不彰。"此以比类取象的方法，以太阳在天体运行中的重要地位作比拟，强调阳气为生命的根本。明代医家张介宾在《类经·疾病类》中解释说："天之阳气，唯日为本，天无此日，则昼夜无分，四时失序，万物不彰矣。其在于人，则自表自里，自上自下，亦唯此阳气而已。人而无阳，犹天之无日，欲保天年，其可得乎？《内经》一百六十二篇，天人大义，此其最要者也，不可不详察之。"并以此为根据，结合其本人的体验撰写了著名的《大宝论》。他说："阳化气，阴成形。形本属阴，而凡通体之温者，阳气也；一生之活者，阳气也；五官五脏之神明不测者，阳气也；及其既死，则身冷如冰，灵觉尽灭，形固存而气则去，此以阳脱在前，而阴留在后……天之大宝只此一丸红日，人之大宝只此一息真阳。"由此可见阳气对人体的重要性。

火针具有温热作用，温热属阳，阳为用，火针可以借火助阳。人体如果阳气充盛则温煦有常，脏腑功能得以正常运转，故火针可以助阳扶正，不仅可以治疗阳虚所导致的各类虚寒证，对其他各类疾病，也有激发脏腑功能、增强抗病能力的作用。

2. 温通经络

夫十二经脉者，内属于脏腑，外络于肢节。经络具有运行气血、沟通机体表里上下、调节脏腑组织功能活动的作用，一旦经络气血失调，就会引起各种病变。贺普仁教授认为，尽管临证病变万千，病因有外感六淫、内伤七情、饮食劳倦之不同，然其不可逾越的基本病机归根结蒂只是一个，那就是经脉、络脉、血气的运行不畅，乃至气滞血瘀，由此，他提出了"病多气滞"的命题。

从针灸疗法的特点来讲，它是通过刺激腧穴，激发经气的传导，促进气血的循环，从而达到扶正祛邪、协调阴阳的目的。因此，"通"是针灸疗法的特点和特长，"通"是针灸疗法治病的先决条件。针灸的方法多种多样，尽管手段不同，但使经脉、络脉畅通的目的是相同的，针灸疗法的首要任务就是要恢复经络"通"的功能，在此基础上才能达到其他治病目的。因此，贺普仁教授认为，针灸疗法的根本作用机理是，它以"通"为法，以"通"为用，只有通，才能使阴阳调和，只有通，才能扶正祛邪、补虚泻实。由此，他提出了针灸治病"法用三通"的命题。

三通，有毫针微通，有火针、艾灸温通，有刺血强通。为什么要用温通呢？这是由人体气血的特性所决定的。《素问·调经论》说："血气者，喜温而恶寒，寒则泣不能流，温则消而去之。"火针通过对针体的燃烧加热，使得疏通之力较毫针更为强大。正由于疏通经络气血是治疗各种疾病的基础，所以火针的治疗价值就很高。

3. 散邪引热

疾病的发生发展，取决于人体正气和致病邪气两方面的较量。邪气是指对人体有害的各种病因和病理因素，如外感六淫、内伤七情、痰饮、瘀血、食积等。火针疗法具有扶正之用，亦有祛邪之功，这同样是由火针的温热性质所决定的。

邪气分为有形之邪与无形之邪，如水湿痰浊、痈脓、瘀血等则为有形之邪。善于凝聚的这些病理产物一旦形成，就会阻滞局部气血运行，出现各种病症，而且这类病症用毫针微刺往往难以很快奏效。火针则具有独特优势，火针本身针具较粗，温通力量大，一方面，可强力疏通经脉，有形之邪可随气血流通而散去，所以高武说"破瘤坚积结瘤等，皆以火针猛热可用"；另一方面，火针出针后针孔不会很快闭合，风邪和有些有形之邪可从针孔直接排出体外，即所谓"开门驱邪"，如高武所言"若风寒湿三者在于经络不出者，宜用火针，以外发其邪"。因此，火针可以从内外两个方面散邪驱邪。

火针自唐代孙思邈起，开始运用于外科热证，如疮疡痈疽、瘰疬痰核等。火针治疗热证，古人有"以热引热"的理论，认为"热病得火而解者，犹如暑极反凉，乃火郁发之之义也"。实际上，火针一方面可以通过上述的散邪作用而散热，另一方面还可以通过刺血而泄热。

二、现代研究

火针的机理研究目前开展得比较少，仅有的几个研究只能说明火针有较好的临床疗效，有观察指标的改善，尚不能充分说明火针区别于常规针灸的特异性机理，因此，我们只能对火针的作用机理做一些推测性的论述。

1. 已有研究成果

（1）火针治疗前后的红外热像图观察

①实验方法

观察对象：本组共观察 23 例接受火针治疗的门诊患者。其中男性 12 例、女性 11 例。年龄在 26 ~ 72 岁。病种：面肌痉挛者 9 例，坐骨神经痛者 8 例，肩周炎者 3 例，网球肘者 2 例，下肢静脉炎者 1 例。

针刺方法：面肌痉挛取阿是穴，以细火针点刺不留针，每个抽搐点刺 1 ~ 3 针；坐骨神经痛取昆仑穴、阿是穴，昆仑毫针常规刺，阿是穴以中粗火针点刺 2 ~ 5 分深，不留针；肩周炎取局部压痛点加患侧条口穴，网球肘只取局部压痛点，两者均以中等粗细的火针进行疾刺；下肢静脉炎用中等粗细的火针进行围刺。

实验过程：每例患者测试前后均在实验环境下适应 20 分钟。然后，火针治疗前记录 1 幅患病部位的红外热像图，火针后 20 分钟左右记录第 2 幅，将记录到的热像图资料储存于计算机中，用计算机对其进行分析和处理。

观察内容：观察火针治疗前后（约 20 分钟）患病部位的红外热像图。

②实验结果

火针治疗前后病变部位的温度变化较大，以升温为主，最高温度、平均温度均有所升高。

最高温度：火针治疗后病变部位的最高温度以升高为主，在观察的 23 例患者中有 17 例病变部位的最高温度升高，最高升温 1.5℃，2 例治疗前后无变化，4 例治疗后较治疗前下降。经统计学处理，火针治疗前后温度的变化有极显著性差异（$P < 0.001$）。

平均温度：火针治疗后病变部位的平均温度也以升高为主。治疗前平均温度的平均值为 32.6174℃ ± 1.4730℃，治疗后为（32.8565℃ ± 1.4491℃，平均升高 0.2391℃。经统计学处理，火针治疗前后平均温度的变化有极显著性差异（$P < 0.001$）。

火针后病变部位的温度明显升高，说明火针疗法具有升温作用。温度的升高表明了局部血液循环的改善和局部组织代谢的加强，这种反应有利于改善炎症病理和局部正常组织的营养。这是火针治疗疾病的机理之一，中医称之为温通作用，与灸法类似。

（2）火针治疗前后甲皱微循环的观察

①实验方法

观察对象：本组共观察了 20 例接受火针治疗的门诊患者，其中男性 9 例、女性 11 例，年龄在 25～66 岁。病种：面肌痉挛者 4 例，坐骨神经痛者 2 例，静脉炎者 3 例，肩周炎者 3 例，麻木者 2 例，其他如类风湿性关节炎、胃痉挛、面神经麻痹、卵巢囊肿和乳腺炎各 1 例。

针刺方法：面肌痉挛、坐骨神经痛、静脉炎、肩周炎的针刺方法如前所述。麻木以细火针采用散刺法进行治疗；类风湿性关节炎，以中等粗细的火针刺激病变关节的反应点；胃痉挛以细火针点刺左内关、右足三里；面神经麻痹用细火针轻浅刺激四白、头维、颊车、地仓、合谷及足三里；卵巢囊肿用中等粗细的火针深刺痞根；乳腺炎的治疗要根据肿块的大小和成脓与否，选用不同粗细的火针和决定针数，针刺在肿块或脓肿上。

观察部位：双侧无名指甲皱微循环。

观察项目：血流速度、血流态。

实验过程：每例测试前均在实验环境下适应 20 分钟左右，然后于火针治疗前观察记录 1 次甲皱微循环的情况，火针治疗后再观察记录 1 次。

②实验结果

血流速度比较：本实验计算血流速度用秒表法测定红细胞经 0.2～0.3mm 的微血管所需时间。本组 20 例患者治疗前有 2 例血流时间在 3～4 秒，7 例在 4～5 秒，2 例超过 5 秒。火针治疗后，几乎所有观察对象的血流速度都加快，前后对比有极显著性差异（$P < 0.01$）。

血流态比较：火针治疗前大部分患者的甲皱微循环呈各种异常血流态，由于红细胞聚集而出现颗粒状血球悬浮者 19 例，占 95%；火针治疗后所有血流态异常者表现出不同程度的改善，仅有 4 例呈现轻微的血流态异常，占 20%。火针治疗前后对比有极其显著的差异（$P < 0.001$）。

结果分析：通过本实验可以观察到，火针治疗后，甲皱微循环的血流速度明显加快，血流态明显好转。这一观察结果表明，火针疗法可以使微循环得到改善，改善微循环是火针治愈疾病的机制之一。现代研究认为，血瘀是一个与微循环障碍相关的病理过程，活血化瘀与微循环的改善有关。而火针疗法有明显的改善微循环的作用，所以说，火针疗法具有活血行气、通经活络之功。这一结论与本课题的其他临床和实验观察结果相一致。

（3）火针治疗大鼠类风湿性关节炎的研究

实验方法：李晖、邓春雷以完全弗氏佐剂关节局部注射制成大鼠类风湿性关节炎模型（AA），随机分为正常对照组、模型组、火针组。检测比较火针治疗后各组血清皮质醇、IL-1β 的含量，以及大鼠关节肿胀的变化。

实验结果：模型组大鼠血清 IL-1β 含量较正常组显著升高（$P < 0.05$），而血清皮质醇含量较正常组显著降低（$P < 0.05$），关节肿胀度较正常组显著升高；治疗后火针组血清皮质醇升高、IL-1β 降低，两者分别同模型组比较差异显著（$P < 0.05$），而与正常组对比无差异（$P > 0.05$）；火针组大鼠关节肿胀度亦较模型组显著降低（$P < 0.05$）。

结果分析：火针可以降低 AA 大鼠关节肿胀度。对血清皮质醇、IL-1β 的调节可能是火针治疗类风湿性关节炎的内在机制之一，其降低 AA 大鼠关节肿胀度的作用亦可能与该调节有关。由这个实验可以看出，火针治疗同毫针治疗一样，可以良性调节下丘脑－垂体－肾上腺（HPA）轴的功能。

（4）火针治疗哮喘的研究

实验方法：于雯等将 90 例患者按 1:1 的比例随机分为火针组和西药对照组，观察火针对支气管哮喘急性发作期轻、中度患者肺功能、IgE 的影响。

实验结果：火针可以改善哮喘患者的肺功能，降低外周血清 IgE 的含量。

结果分析：本研究提示，火针治疗支气管哮喘具有抗炎、平喘、抗过敏的作用。这说明火针同毫针一样，可以调整脏腑功能，调节体液免疫，并具有抗过敏的作用。

总之，火针首先是针刺，因而具有和毫针类似的作用机理；其次，火针有温热效应，因而具有灸法的某些作用。

2. 火针作用机理推测

（1）火针同毫针一样具有广泛的作用机理

现代研究证明，针刺对人体各系统具有广泛的良性调节作用。从目前火针临床治疗的情况来看，火针具有和毫针相似甚至更好的临床疗效，因此，可以推测，毫针的作用机理火针大都具有，目前不多的火针机理研究已初步说明了这点。

针灸疗法具有的一大特点，就是良好的镇痛作用。已有资料表明，因针刺或灸治所引起的疼痛可以通过皮肤的感觉神经向脊髓发出冲动，与内脏的炎性冲动通过同一根神经的通路而传至大脑皮层的痛觉中枢，由于这两个冲动混在一起，针灸所引起的疼痛必然会影响内脏炎性冲动的传达，使疼痛中枢全部或部分不能再感受到来自内脏炎性刺激的痛觉冲动。火针的刺激量一般明显大于毫针，再加上病人对火针的注意力也超过毫针，即除了有通过皮肤的感觉神经经过脊髓传至大脑皮层疼痛中枢的强烈信号外，还有精神因素的作用，因而，火针的止痛效果也明显优于毫针。如我们临床上用毫针治疗痛经未效时，再在同样的穴位上施以火针，常可取得较好的疗效。

对于痛症病人，我们在取穴时不一定要采用"以痛为腧"的方式去止痛。譬如牙痛时，针灸医生常取合谷，腰背痛时取委中，胃脘痛时则取足三里等都是很好的例证。乌赫托姆斯基（前苏联生理学家）提出的"第二优势灶"理论指出，当疼痛发生时，在中枢神经系统内会形成一个兴奋灶。针灸治疗中所产生的刺激也可在中枢神经系统内建立另一个兴奋灶，假如第二个兴奋灶的强度超过第一个兴奋灶的话，第一个兴奋灶的兴奋性将被抑制，而且被"牵引"过去，由于前者的兴奋灶被抑制和"牵引"了过去，所以神经痛也就消失了。同理，疼痛程度越严重，针刺的强度和留针的时间或艾灸的壮数等也要相应增加。其原理就在于疼痛兴奋灶的强度如果很大的话，那么另一个兴奋灶的强度必须比它更强才能将它抑制和牵引过去。这样我们就可以解释在病人刚刚得病时，由于中枢神经系统内形成的兴奋灶还较弱、较浅，所以这样的患者只要经过一至数次治疗即可痊愈，而久病的患者则需要多次的治疗方可痊愈。由于火针对机体的刺激量远远大于毫针，其在大脑皮层形成兴奋灶的强度也远远超过毫针，因而它对第一个兴奋灶的抑制与牵引作用也较强，故临床上火针治疗各种疼痛甚至顽固性疼痛有较好的疗效。

人们通常将内脏引起的痛觉分为两大类。第一类是内脏真正的痛觉，即当内脏器官发生强烈的痉挛或伸展时引起的疼痛。如幽门狭窄时可以形成疼痛，这种痛感能够使我们直接意识到是由内脏发出的。第二种是内脏牵涉性的痛觉，即当内脏有炎症等病理存在时，由内脏发出的炎性冲动经后根传达到脊髓直至大脑皮层，并在大脑皮层形成刺激焦点。因为皮肤感受器的刺激感受性高于内脏，故由内脏的刺激感受性低的部位通过大脑皮层向皮肤的刺激感受性高的部位形成刺激反射，于是该脊髓神经节所支配的皮肤区域内就会发生疼痛或形成知觉过敏带，即人们常称的"海特带"，例如心绞痛往往在手臂内侧、腋下或左肩出现疼痛。医学上，有人利用内脏与体表皮肤之间的相互关系来影响脊髓上同一段神经所支配的内脏，使它产生血管扩张或减少其疼痛。这一机制在针灸疗法中应用得更早，用华佗夹脊穴治疗心绞痛、肝胆区疼痛、哮喘等胸腹腔的疾患就是很好的例证。另外，内脏痛觉反射在皮肤上所呈现的疼痛部位常常是针灸治疗的选穴所在，如胃部疾患常在中脘穴附近发生疼痛与不适，而该穴又恰恰是针灸治疗胃脘部疾患的主要刺激点。火针选穴方法中最常用的就是"以痛定腧"，因而，火针治疗的机理也与内脏牵涉痛学说有着密切的关系。

以上是火针治疗疼痛性疾病的治标性机理。火针疗法的选穴组方同毫针一样，也要综合考虑、标本兼治，这样疗效才能持久。

（2）火针的特异性治疗机理

①火针可激活机体的自我修复和免疫机能

火针是利用特制的针具在火焰上加热到很高的温度后，刺激皮肤上的穴点，这种灼热刺激可以使皮肤形成局部充血，或是有热、肿、痛及很轻微的水肿现象，相当于临床上的Ⅰ度至浅Ⅱ度烧伤。正是由于这种热力刺激伤及了表皮与真皮，甚至达到肌层，局部组织的损伤激发了机体的修复机能，使该部位附近的血管扩张，血管壁的渗透性增强，血浆由血管内渗出，从而使机体的应激性增强。当组织受到损伤时，可以释放出组胺等物质，同时，那些变了性的组织逐步溶解，变成异体蛋白而被身体吸收，因而人体就呈现出一般性的全身反映，如白细胞增高、血糖升高、血清中补体和凝集素等增加等现象。

从火针的整个治疗过程来看，可以肯定地说，火针的疗效与皮肤的组织变化有着密切的关系。现代医学已证实，皮肤组织具有一定的免疫功能，而火针的作用机理也常与免疫作用相关。我们用火针治疗免疫性疾病如类风湿性关节炎取得了比毫针更好的疗效，也正说明了这点。有实验表明，火针针刺后白细胞总数和中性粒细胞数、总补体、溶酶体、血液谷胱甘肽、血清皮质醇等均出现有利于抗炎的改变，说明火针有激活和调节免疫的作用。

②火针有直接消除病理组织的作用

对于粘连、增生、挛缩、筋结、疤痕、肿块等病理组织的改变，火针携高温直达病所，针体周围微小范围内病变组织被灼至炭化，粘连板滞的组织得到疏通松解，同时，高温可促进局部的血液循环和新陈代谢，改善组织的营养状态，有利于坏死组织和代谢产物的清除，也有利于受损组织和神经的修复。在光镜下观察火针治疗过程，发现前中期多有炎症细胞浸润，结缔组织、毛细血管新生活跃，残留肌组织与新生结缔组织相间排列；后期炎症反应轻，增生结缔组织以小血管为中心，向周围肌纤维放射状延伸，肌纤维正常排列结构尚存。而从外观上则可观察到，损伤形成的疤痕结节变软变小或消失，显现出吸收再生的良性过程。被火针破坏的病变组织，可由其周围健康细胞分裂增生来完成修复过程，修复后可以完全或大部分恢复原组织的结构和功能。

另有研究认为，在伸肌总腱深处有细小的血管神经束，压痛点即在此血管神经束穿过肌筋膜处，血管神经束在此受到卡压从而产生临床症状。手术切断此束，疗效肯定。用火针直接灼断此束，效果快捷而显著。但是在火针治疗时，必须准确无误地刺到压痛点下的肌筋膜处，以确保灼断血管神经束，否则效果就差。火针对肛裂、痔、瘘也有直接的治疗作用。

③火针可直接排除病理产物

火针可刺络放血，直接祛除瘀血，火热毒邪也可随之而去。对脓液、积液、黏液可直接从针孔中排出，而且由于血液循环改善了，剩余的炎性液体、坏死组织也能很快地吸收消散。由于火针的高温可直接杀灭病菌，因而不易发生感染，故火针多用于皮外科疾患的治疗。

④火针可能有诱导基底细胞转化为干细胞的作用

现代研究发现，紧贴于表皮细胞下的基底细胞层是分化程度极低的皮肤干细胞，现代医学已成功地将离体的基底细胞诱导成多功能的胚胎干细胞，这种干细胞能以强大的代偿能力和自我修复能力，治疗多种目前用常规治疗手段难以治疗的疾病，包括组织损伤和癌症。经络学说早已将人体的皮肤及皮下浅层组织列为"十二皮部"，火针大都针刺较浅，主要作用于"十二皮部"，也就是刺激了皮下的基底细胞层，可能是起到了诱导穴位下的基底细胞转化为干细胞的作用。

火针的特点是对皮部的灼热刺激，这种刺激对机体的具体影响目前还不是很清楚，但有一点是清楚的，那就是这种刺激较之普通针灸更具有持久性。

下篇 各 论

第一章 内科病症
○ ○ ○

一、中风

中风是由于气血逆乱，导致脑脉痹阻或血溢于脑，以昏仆、半身不遂、肢麻、舌謇等为主要临床表现。相当于现代医学的急性脑血管疾病。

[**诊断要点**]

1. 以半身不遂，口舌歪斜，舌强语謇，偏身麻木，甚则神志恍惚、迷蒙、神昏为主症。

2. 发病急骤，有渐进发展过程。病前多有头晕头痛、肢体麻木等先兆。

3. 常有年老体衰、劳倦内伤、嗜好烟酒、嗜食膏粱厚味等因素，每因恼怒、劳累、酗酒、感寒等诱发。

4. 做血压、神经系统、脑脊液及血常规、眼底等检查（有条件做 CT、核磁共振等检查）可有异常表现。

5. 应注意与癫痫、厥证、痉病等鉴别。

[**辨证分型**]

1. 中经络

（1）肝阳暴亢

半身不遂，舌强语謇，口舌歪斜，眩晕头痛，面红目赤，心烦易怒，口苦咽干，便秘尿黄。舌红或绛，苔黄或燥，脉弦有力。

（2）风痰阻络

半身不遂，口舌歪斜，舌强语謇，肢体麻木或手足拘急，头晕目眩。舌苔白腻或黄腻，脉弦滑。

（3）痰热腑实

半身不遂，舌强不语，口舌歪斜，口黏痰多，腹胀便秘，午后面红烦热。舌红，苔黄腻或灰黑，脉弦滑大。

（4）气虚血瘀

半身不遂，肢体软弱，偏身麻木，舌歪语謇，手足肿胀，面色淡白，气短乏力，心悸自汗。舌质暗淡，苔薄白或白腻，脉细缓或细涩。

（5）阴虚风动

半身不遂，肢体麻木，舌强语謇，心烦失眠，眩晕耳鸣，手足拘挛或蠕动。舌红或暗淡，苔少或光剥，脉细弦或数。

2. 中脏腑

（1）风火蔽窍

突然昏倒，不省人事，两目斜视或直视。面红目赤，肢体强直，口歪，项强，两手握紧拘急，甚则抽搐，角弓反张。舌红或绛，苔黄而燥或焦黑，脉弦数。

（2）痰火闭窍

突然昏倒，昏聩不语，躁扰不宁，肢体强直。痰多息促，两目直视，鼻鼾身热，大便秘结。舌红，苔黄厚腻，脉滑数有力。

（3）痰湿蒙窍

突然神昏，半身不遂，肢体瘫痪不收。面色晦垢，痰涎涌盛，四肢逆冷。舌质暗淡，苔白腻，脉沉滑或缓。

（4）元气衰败

神昏，面色苍白，瞳神散大，手撒肢冷，二便失禁，气息短促，多汗肤凉。舌淡紫或萎缩，苔白腻，脉散或微。

[治疗]

1. 取穴

（1）中经络

主穴：上肢取听宫、肩髃、肩髎、臂臑、曲池、手三里、合谷、外关、列缺、阳池、阳溪、八邪；下肢取环跳、髀关、伏兔、梁丘、阳陵泉、足三里、上巨虚、下巨虚、丰隆、解溪、八风。

配穴：肝阳暴亢加四神聪点刺出血、太冲；风痰阻络加地仓、颊车、印堂；痰热腑实加水沟、支沟、照海、天枢；气虚血瘀加中脘、气海、血海；阴虚风动加风池、翳风、印堂、风市、照海、太溪；言语謇涩加廉泉、通里、金津、玉液、聚泉。

（2）中脏腑闭证

主穴：水沟、劳宫、涌泉、十二井穴、十宣。

（3）中脏腑脱证

主穴：神阙、关元。

2. 操作方法

中经络患者，上述主穴每次选8~10个，以火针点刺，然后再用毫针刺，平补平泻为主，留针30分钟左右。配穴以毫针刺为主，部分穴也可以火针点刺。病程在3个月以内者，一般每周治疗3~4次，病程在3个月以上或症状明显减轻者，每周治疗2~3次。

中脏腑闭证，水沟、劳宫、涌泉中选2个穴，用毫针强刺激（脑出血患者发病第一天不宜强刺激），十宣、十二井穴中选5~6个穴，火针点刺放血。中脏腑脱证要采用现代医学急救，配合艾灸。

3. 要领及注意点

实热证患者可用火针点刺放血少许，久病及无明显热象者可加温针灸。以针刺患侧穴为主，健侧可酌选数个腧穴配合使用。对病程较长的患者可配用督脉十三针方：百会、风府、大椎、陶道、身柱、神道、至阳、筋缩、脊中、悬枢、命门、腰阳关、长强。

新病针浅，久病针深。新病、体虚者用细火针，久病、体实者用稍粗的火针。背部穴火针点刺不可过深，一般 2~3 分，不超过 0.5 寸。火针点刺，不必拘泥于以上穴位，也不一定每次都取，主要循阳明经取 5 个穴位以上即可。

[典型医案]

案一　王某，女，78 岁。2011 年 11 月 21 日初诊。

患者急性脑梗死 20 余天，经西医院救治苏醒后转来我院住院治疗。当时患者神志时清时糊，大小便失禁，左侧肢体瘫痪，左上肢肌张力稍高，面色晦垢，痰多，肢冷。舌质暗淡，苔白腻，脉沉缓。辨证为中脏腑痰湿蒙窍，肝肾不足型。先予细火针点刺四神聪、患侧手足阳明经主穴及八邪穴，然后再予毫针刺上述患侧主穴及本神、风池、天突、气海、关元、气穴、三阴交，其中本神、足三里、丰隆、三阴交取双侧，补法为主。针刺 3 次后，患者神志清晰，大小便已知，仍尿频。针 10 次后患肢已能活动，渐能经搀扶下地行走数十米，元旦前出院，回家后坚持服药锻炼。

案二　田某，女，64 岁。2008 年 9 月初诊。

患者 2003 年患脑梗死，后遗留左侧肢体瘫痪，经本科多年毫针治疗，现肢体功能已大体恢复正常，唯左臀部凉感不除，阴雨天或天气变冷时尤甚，采用灸法及 TDP 灯照射均无明显效果。遂用火针试治，取 75mm 长的粗毫针烧至通红，飞针刺入局部环

跳穴，留针 15 分钟，起针后患者诉凉感已除，次日巩固治疗 1
次，从此，持续数年的臀部凉感消失。该患者因腰腿关节等病经
常来此接受针灸治疗，数年来未再诉臀部凉感。

[临证备要]

中风病之发生虽较突然，但其形成却有一较长的渐进过程。
由于养生不慎，正气渐亏，心、肝、肾等内脏阴阳失调，精、
气、神日渐不足，加之情志抑郁或亢奋、嗜酒过度、房室不节、
劳倦过度、气候变化剧烈等作为诱因，致气虚精亏，气滞血瘀，
筋脉肌肉失养；或肝肾阴虚，肝阳暴张，血随气逆，夹痰夹火，
上闭清窍，横窜经隧，气血逆乱，遂成本病。总之，肝肾不足是
致病之本，风、火、痰相互为患是发病之标，肝风夹痰横窜经络
则见中经络之证，风阳痰火蒙蔽心窍，血之与气并走与上，则见
中脏腑之变。

针灸治疗中风有特别的优势，在急性期即应及早参与，不仅
可参与抢救，还可明显缩短病程。急性期运用火针，可发挥火针
"以热引热"、散风祛邪的作用，还可用火针代替三棱针刺络放
血，达到散瘀泄热的目的。恢复期运用火针可温通经络、解痉消
肿。因此，我们在毫针的基础上加用火针可明显提高疗效。中风
恢复期和后遗症期，证候表现类似痿证，因此选穴也以阳明经穴
为主，但不可"独取阳明"，因为取穴单调，易致穴位疲劳，疗
效降低。当疗效降低时，就应该轮流取穴，不仅取肢体上的其他
阳经穴，肢体上的阴经穴、督脉穴、背俞穴、腹部穴也应该适当
选用。

康复训练、功能锻炼对于中风恢复十分重要，应及早进行。
中风后抑郁是一个普遍的现象，低落的情绪极大地阻碍了语言、
肢体功能的恢复。因此，心理治疗和积极鼓励患者是十分必要
的。中风后再发的比例较高，因此，治疗中风不可"中病即止"，

而要长期治疗，积极防治高危因素，控制好血压、血脂、血糖，调整好心态，避免不良情绪的刺激，避免过劳或过逸。针灸预防中风复发有良好的效果，当出现肢麻、眩晕等症状时，可及早采用针灸疗法来预防。

二、头痛

头痛是临床常见症状，引起的原因十分广泛。常见的头痛有偏头痛，紧张型头痛，颅脑外伤引起的头痛，血管疾病性头痛，颅内血管性疾病引起的头痛，非颅脑感染引起的头痛，代谢性疾病引起的头痛，眼、耳、鼻、口腔、颜面或头颅其他疾患引起的头痛或面部痛、颅神经痛，以及颈源性头痛等。

[诊断要点]

头痛多为隐袭起病，逐渐加重或反复发作。部位多在头部一侧额颞、前额、巅顶，或左或右辗转发作，或呈全头痛。头痛的性质多为跳痛、刺痛、胀痛、昏痛、隐痛，或头痛如裂等。头痛每次发作可持续数分钟、数小时、数天，也有持续数周者。应查血常规，测血压，必要时做腰穿、骨穿、脑电图。有条件时做经颅多普勒、CT、核磁共振等检查，以明确头痛的病因，排除器质性病变。

[辨证分型]

1. 外感头痛

头痛阵作，连及项背，痛无定处。或伴恶寒发热，舌淡、苔白，脉浮。

2. 内伤头痛

（1）肝阳上亢

头痛而胀，或抽掣而痛。痛时常有烘热，面红目赤，耳鸣如蝉，心烦口干。舌红、苔黄，脉弦。

（2）痰浊上扰

头痛胀重，或兼目眩。胸闷脘胀，恶心食少，痰多黏白。舌苔白腻，脉弦滑。

（3）瘀阻脑络

头痛反复，经久不愈，痛处固定，痛如锥刺。舌紫暗或有瘀斑、苔薄白，脉细弦或细涩。

（4）气血亏虚

头痛绵绵。两目畏光，午后更甚，神疲乏力，面色不华，心悸寐少。舌淡、苔薄，脉弱。

（5）肝肾阴虚

头痛眩晕，时轻时重。视物模糊，五心烦热，口干，腰酸腿软。舌红少苔，脉细弦。

［治疗］

1. 取穴

主穴：阿是穴、百会、太阳、风池。

配穴：外感头痛加曲池、合谷、列缺，肝阳上亢加太冲、太溪，痰浊上扰加中脘、丰隆、内关、公孙，瘀阻脑络加血海、膈俞，气血亏虚加心俞、脾俞、足三里，肝肾阴虚加肾俞、太溪。巅顶痛加四神聪、太冲，前头痛加上星、头维、合谷，侧头痛加丝竹空、率谷、外关、侠溪，后头痛加天柱、后溪、昆仑。

2. 操作方法

已选头部腧穴常规消毒，点燃酒精灯，右手持中等粗细火针，用酒精灯的外焰将针烧至红白，点刺腧穴 0.2 ~ 0.3 寸，迅速拔出，实热、瘀血证出血少许，虚证用消毒干棉球按压针孔片刻。配穴可用火针点刺，深度较毫针刺法浅；或用毫针刺法也可，虚补实泻。

3. 要领及注意点

虚证、新病用稍细的火针，实证、久病用稍粗的火针。实证头痛宜用火针点刺放血，出血量根据病情来定，痛甚、热甚、痼疾宜多放血，反之则少放血；虚实夹杂或虚证夹瘀也可放血，单纯虚证一般不让出血。

[典型医案]

张某，女，54 岁。2011 年 7 月 5 日初诊。

曾因股外侧皮神经炎在本科针灸，已有明显好转。近日头痛剧烈，以右侧为甚，痛及右眼，夜不能眠，服止痛药仅稍有缓解。此头痛病已有 30 余年，起因于知青插队时头部外伤，此后头痛反复发作，少则一年犯数次，多则十几次，一般持续数天后逐渐缓解，发作的诱因一般是受凉或紧张疲劳，有时无明显诱因。刻下：右侧剧烈头痛，痛如锥刺，目痛欲脱，舌紫暗或有瘀斑，苔薄黄腻，脉弦滑。伴有高血压病。

治疗：以中粗火针点刺阿是穴、四神聪、率谷、太阳、头维、风池，其中率谷穴处出血，待血自止，出血约 20ml。然后以毫针泻刺上述穴位，加刺丝竹空透率谷、大椎、外关、风市、丰隆、太冲。毫针点刺膈俞、血海，不留针，风市、丰隆加温针灸。留针半小时后起针，头痛基本消失，次日再针一次，方法同上，出血少许，头痛完全消失。同年 8 月、10 月再犯头痛，同法治疗一次即止。

[临证备要]

头痛病因复杂，中医辨证要分清外感内伤、寒热虚实，针灸治疗还要根据病变部位来决定取穴。头痛病因辨证虽然复杂，但病机特点无非经络不通，"不通则痛"。针灸治疗以疏通经络为主，而火针温通经络力量最强，寒热虚实皆宜，疗效较其他方法更为快捷。

头痛取穴以阿是穴为主，直达病所，有邪则开门祛邪，无邪则温通经络，有即刻止痛的作用。百会是督脉与足厥阴肝经和多条阳经的交会穴，号称"三阳五会"，针灸此穴可疏通多条经脉。太阳是经外奇穴，与少阳经关系密切，风池是足少阳胆经腧穴，善于祛风通络，两者均是治疗头痛的常用穴。辨证配穴可治病求本，起到巩固即时疗效的作用，循经配穴可更好地疏通经络，有提高疗效的作用。诸穴相配，灵活运用微通、强通、温通等法，可治疗各类头痛，有良好的即时和长期疗效。若多次治疗效果不佳，应及时查明原因，排除颅脑占位性病变。

头痛是一种症状，引起的原因繁纷复杂，应查明病因，治疗原发性疾病。对神经及精神类因素引起的头痛，平时的精神调理、体育锻炼十分重要，要学会放松，保持心情愉快，避免不良情绪和紧张状态的累积。生活保持规律，戒烟限酒也有助于预防头痛。

三、眩晕

眩晕是由风阳上扰、痰瘀内阻等导致脑窍失养、脑髓不充所致。以头晕目眩、视物旋转为主要表现。多见于西医学的内耳性眩晕、颈椎病、椎－基底动脉系统血管病，以及高血压病、脑动脉硬化、贫血等。

[诊断要点]

眩晕是一种主观的感觉异常，可由多种疾病引起，表现为慢性起病逐渐加重，或急性起病，或反复发作。典型症状为头晕目眩、视物旋转，轻者闭目即止，重者如坐车船，甚则仆倒。可伴恶心呕吐、眼球震颤、耳鸣耳聋、汗出、面色苍白等。眩晕可分为以下两大类。

1. 旋转性眩晕

按其病因又可分为周围性眩晕和中枢性眩晕两类。

（1）周围性眩晕

指由内耳迷路或前庭神经的病变导致的眩晕。常见于美尼尔综合征、迷路炎、药物性眩晕（应用耳毒性药物所致）及前庭神经炎等。

（2）中枢性眩晕

指由脑干、小脑、大脑及脊髓病变引起的眩晕。常见于椎-基底动脉供血不足、颅内肿瘤、颅内感染、多发性硬化、眩晕性癫痫及外伤性眩晕等。

旋转性眩晕以倾倒的感觉为主，感到自身晃动或景物旋转。

2. 一般性眩晕

一般性眩晕，多由某些全身性疾病引起，常见以下几种。

（1）心源性眩晕

见于心律失常、心脏功能不全等。

（2）肺源性眩晕

可见于各种原因引起的肺功能不全。

（3）眼源性眩晕

常见于屈光不正、眼底动脉硬化、眼底出血及眼肌麻痹等。

（4）血压性眩晕

高血压或低血压均可引起眩晕。

（5）其他

贫血、颈椎病、急性发热、胃肠炎、内分泌紊乱及神经官能症等均可引起头晕。

一般性眩晕以头昏的感觉为主，患者感到头重脚轻。

辅助检查：测血压，检查血红蛋白、红细胞计数，并做心电图、电测听、脑干诱发电位、眼震电图及颈椎 X 线摄片、经颅多普勒等，有助明确诊断。有条件者可做 CT、核磁共振检查。应注意排除肿瘤、严重血液病等。

[辨证分型]

1. 风阳上扰

眩晕耳鸣，头痛且胀，易怒，失眠多梦，或面红目赤，口苦。舌红、苔黄，脉弦滑。

2. 痰浊上蒙

头重如裹，视物旋转，胸闷作恶，呕吐痰涎。苔白腻，脉弦滑。

3. 气血亏虚

头晕目眩，面色淡白，神倦乏力，心悸少寐。舌淡、苔薄白，脉弱。

4. 肝肾阴虚

眩晕久发不已，视力减退，少寐健忘，心烦口干，耳鸣，神倦乏力，腰酸膝软。舌红、苔薄，脉弦细。

[治疗]

1. 取穴

主穴：四神聪、神庭、印堂。

配穴：风阳上扰加太阳、太冲，痰浊上蒙加中脘、丰隆、阴陵泉，气血亏虚加百会、心俞、脾俞、足三里，肝肾阴虚加肾俞、太溪。

2. 操作方法

先进行头皮局部消毒。首先用2%碘酊以百会穴为圆心由里向外做同心圆状消毒，至四神聪穴外3～4cm，再予75%酒精脱碘；其他穴位常规消毒。针刺时将单头火针或多头火针于酒精灯上烧至针尖通红后，在四神聪、神庭、印堂或百会穴上快速点刺。动作要求稳、准、快，力量根据病情来定。配穴一般用毫针刺法，虚补实泻，也可用火针点刺，深度较毫针刺法浅。

3. 要领及注意点

火针点刺头部穴位时，实证点刺力量宜稍重，以点刺后出血为佳，出血量根据火热或瘀血程度而定；虚证点刺力量宜较轻，不求出血。对于虚证眩晕，贺普仁教授还善用艾条悬灸神庭穴。

[典型医案]

邢某，女，57 岁。2011 年 10 月 12 日初诊。

患者因颈椎病、腰腿痛住骨伤科病房。近 1 周来，头重如裹，视物旋转，胸闷作恶，左颈肩疼痛不适。形体肥胖，苔白腻，脉弦滑。辨证为痰浊上蒙，经络痹阻。火针点刺四神聪、神庭、印堂，毫针刺中脘、丰隆、阴陵泉，左侧风池、肩井、肩髃、养老。治疗 3 次后，头晕基本消失。接着治疗颈肩腰腿痛 1 个月，期间没有明显头晕症状。

[临证备要]

中医认为，眩晕病变主要在肝，涉及肾和心、脾，病理属性有风、痰、火和虚之分，病理性质有虚实之别，各种病因病理在发病过程中常可兼夹为患。临床上肝阳上亢导致的眩晕较为多见，但与肝肾阴虚每有互为因果的关系。朱丹溪强调，痰为眩晕的重要病理因素，有"无痰不作眩"之说。张介宾认为，久病时发的眩晕以虚证居多，提出了"无虚不作眩"的观点。这些都是经验之谈，可作为临证参考。

针灸治疗眩晕，强调虚实之辨。凡病程短，呈发作性，易因情志郁怒诱发，眩晕重，视物旋转，伴有呕恶痰涎，外观体质偏于壮实者，常因肝阳兼痰浊所致，属于实证；如病程较长，反复或持续发展，多起于病后或产后，每因烦劳即易发作，头目昏晕但无旋转之感，并有全身虚弱症状者，常因血虚或肾精不足所致，多属虚证。

火针治疗取穴以头顶部和头前部督脉穴为主，有通督醒神、直抵病所之效。四神聪位于巅顶，善于调神益脑，火针点刺出血可平肝息风。神庭为督脉与足太阳、阳明经的交会穴，贺普仁教授善用此穴治疗各类眩晕病。印堂亦属于督脉穴，有良好的安神定眩作用。眩晕病情较为复杂，因此需详加辨证，根据不同病理性质选择上述配穴。

眩晕患者应保持心情舒畅，医生应多做解释工作以消除患者的紧张情绪。发作时患者应卧床休息，室内宜安静，空气要流通，光线尽量暗些，饮食宜清淡，避免刺激性食物及烟酒。发作间歇期患者不宜单独外出，以防晕倒事故。眩晕由颈椎病引起者，睡眠时要选用合适的枕头，避免长期低头工作。眩晕由高血压、动脉硬化引起者，要经常测量血压，保持血压稳定，控制饮食及血脂。

四、面瘫

面瘫是以口、眼向一侧歪斜为主要表现的病症，又称为"口眼㖞斜"。本病相当于西医学的周围性面神经麻痹，最常见的是贝尔面瘫。相当一部分患者由于不能及时治疗或者失治、误治等原因导致病情拖延，形成后遗症。

[诊断要点]

本病以口眼歪斜为主要特点。常在睡眠醒来时发现一侧面部肌肉板滞、麻木，逐渐出现患侧面部肌肉瘫痪，额纹消失，眼裂变大，露睛流泪，鼻唇沟变浅，口角下垂歪向健侧，病侧不能皱眉、蹙额、闭目、露齿、鼓腮。部分患者于初起时有耳后疼痛，还可出现患侧舌前2/3味觉减退或消失、听觉过敏等症。病程迁延日久，可因瘫痪肌肉出现挛缩，口角反牵向患侧，甚则出现面肌痉挛，形成"倒错"现象。肌电图检查及面神经病理学检查可发现异常。

[辨证分型]

1. 风邪外袭

面部有受风、受凉史。舌苔薄白，脉浮。

2. 风热袭络

多继发于感冒发热或带状疱疹。舌红、苔黄或黄腻，脉浮数。

3. 虚风内动

多见于恢复期或病程较长者。兼见舌光少津，脉细。

［治疗］

1. 取穴

主穴：翳风、风池、地仓、丝竹空、攒竹、四白、阳白、牵正、下关、颧髎、迎香、地仓、颊车、太阳、头维、合谷、后溪、三阴交、太冲。

配穴：风寒型加灸，风热型加大椎、曲池、耳尖（刺血），体虚加足三里，虚风内动型加膈俞、肝俞、脾俞、肾俞。以上面部穴位每次酌情选用 4~6 个，肢体穴位必取。

2. 操作方法

先选择直径 0.5mm 左右的单头细火针在面部进行点刺，将针烧红后迅速刺入选定部位，只点刺而不留针，进针深度为1~2分。然后再行毫针刺法，轻刺激，地仓透颊车，后溪、三阴交、足三里可行温针灸，留针 30 分钟，隔日 1 次。

3. 要领及注意点

急性期（7~10 天）内患侧面部只取风池、地仓，可取健侧面部穴，恢复期再逐步加用患侧穴。火针点刺是先少后多，先轻后重，宁少勿多，宁轻勿重，效果不佳时再加大刺激量。热证患者可使穴位少量出血。针后注意面部保持洁净，防风保暖。

［**典型医案**］

赵某，女，50 岁。2010 年 9 月 25 日初诊。

患左侧周围性面瘫月余，在他院经中西医治疗无好转，遂来我院接受针灸治疗。刻下：患者左侧面部肌肉瘫痪，额纹消失，眼裂变大，露睛，鼻唇沟变浅，口角下垂歪向右侧，病侧不能皱眉、蹙额、闭目、露齿、鼓腮，听觉过敏，情绪低落，神疲乏力，伴有颈肩痛、头晕、头痛、失眠等症。辨证为风寒痹阻经络。取穴：翳风、风池、地仓、丝竹空、印堂、百会、攒竹、四白、阳白、牵正、下关、颧髎、迎香、颊车、太阳、头维、合谷、后溪、三阴交、太冲。面部穴位每次轮流选 4~6 个，以细火针点刺；余穴以毫针刺，轻刺激。后溪、足三里、三阴交温针灸。面部 TDP 照射，每次治疗 30 分钟，每周 2~3 次。治疗 1 个月后面瘫明显好转，但有时面部肌肉有轻微跳动。针灸改为每周 1~2 次，火针点刺上述背俞穴，再治疗 1 个月后面瘫基本治愈，颈肩痛、头晕、头痛、失眠等症也有好转。此后，患者要求用针灸治疗其他疾病。

[临证备要]

《诸病源候论》云："风邪入于足阳明、手太阳之经，遇寒则筋急引颊，故口眼歪斜，目不能平视……"指出了感受风寒是引发面瘫最主要的病因，临床多见体虚或忧思劳倦后面部再感风寒导致面瘫。此外，也有感受风热、毒邪引起面瘫的，或情志不畅、气血瘀滞复感外邪导致面瘫的，还有外伤、肿瘤导致面瘫的。病因不一，宜详加辨别，对因施治。病机特点是经络瘀滞，但要分清寒热虚实，夹痰夹瘀的情况。病位上与阳明经、手太阳经有较大关系，因此选穴重点在这两经上。

有人认为面瘫初期不宜进行针灸治疗，主要是看到了部分患者针刺后病情加重的现象，因而主张面瘫进入了恢复期后再行针灸治疗；也有的针灸师看到面瘫初期患者症状呈进行性加重，怕过早治疗仍不能立即扭转这种加重的趋势，担心患者认为越针症状越重是由于医生的水平不行，因而主张干脆等面瘫进入了恢复期后再行针灸治疗；还有一些人以为针灸只是一种康复方法，只适用于各种疾病恢复期的治疗。对于第一种情况，只要患侧面部不刺或少刺、轻刺，即可避免；对于第二种情况，只要做好病人的解释工作就可以了，大可不必因噎废食；对于第三种情况，应让人知道，针灸是一种激发人体本身抗病能力的方法，具有广泛的良性调整作用，可用于各种疾病的各个阶段。实践证明，对于周围性面瘫，针灸治疗越早，疗程就越短，后遗症也越少。

面瘫初期的调养很重要，有三点要注意：一是休息，即首先要保证患者充足的休息，防止体劳、心劳、房劳。二是保暖，患部不能受凉，风寒天气外出要戴口罩。三是饮食，不能食辛辣刺激之物，忌烟酒。这三点做不好，将会严重影响疗效、延长疗程。这三点于整个面瘫治疗期间都要坚持，尤以初期更为重要。

所谓顽固性面瘫，主要是指高位（损害平面在面神经管及以上部位）的面神经损害，及严重的面神经损害（同一面神经节段，面神经的损害也有轻重的不同）。从临床症状来判断，患侧面神经完全瘫痪，伴有严重的耳后疼痛、舌前 2/3 味觉减退、患眼干涩、听觉异常及眩晕的患者，可能是难治的面瘫，以上伴发症状越多越难治。从中医辨证来判断，风寒型面瘫易治，风热型面瘫次之，肝胆湿热、肝肾亏虚、气血不足、瘀血阻络等型均较难治。此外，面瘫早期的失治、误治、调养失当也可造成顽固性面瘫。年龄较大、体弱多病，伴有严重高血压、糖尿病的面瘫患者，治疗难度将加大，疗程会较长。

对于难治性面瘫，除了中药、针灸整体辨证调治外，火针疗法是最主要的治疗方法，此外，可以用营养神经的药物进行穴位注射。对于有高血压、糖尿病等疾患的患者，要积极控制原发病。经上述处理，只要坚持治疗，发病半年以内来治疗的顽固性面瘫患者大都能逐步恢复正常。对于难治性面瘫，要实事求是地告诉患者，疗程可能会很长，必须做好打持久战的心理准备，不能盲目乱治，往往欲速则不达。

五、面睏

面睏是以阵发性、不规则的一侧面部肌肉不自主抽搐为特点的病症。现代西医学称之为面肌痉挛，认为本病病因不明，为难治性疾病。中医认为，外邪阻滞经脉，或邪郁化热，壅遏经脉，可使气血运行不畅，筋脉拘急而抽搐；或阴虚血少，筋脉失养，导致虚风内动而抽搐。

[诊断要点]

一侧面部肌肉阵发性痉挛，初起多为眼轮匝肌阵发性痉挛，逐渐扩散到一侧面部、眼睑和口角，痉挛范围不超过面神经支配区域。少数患者阵发性痉挛发作时，伴有面部轻微疼痛。晚期可出现肌无力、肌萎缩和肌瘫痪。面神经病理学检查和肌电图检查可发现异常。

[辨证分型]

1. 风寒袭络

有感受风寒史。面睏遇寒则甚、得热则轻，鼻流清涕。苔白，脉浮紧。

2. 风热阻络

目赤流泪，苔薄黄，脉浮数。

3. 虚风内动

多因情志所伤，或紧张疲劳过度，气血阴液受损，阴虚风动。舌红少津，脉细。

[治疗]

1. 取穴

主穴：阿是穴、风池、攒竹、太阳、四白、地仓、颧髎、合谷、太冲。

配穴：风寒袭络加外关，风热阻络加曲池、耳尖，虚风内动加太溪、三阴交，情志所伤加百会、神庭。

2. 操作方法

将细火针置酒精灯上烧至白亮，迅速刺入面部穴位和抽搐点，不留针。肢体穴位用毫针刺法，虚补实泻，寒者加灸，热者可点刺出血，隔日1次。

3. 要领及注意点

找准抽搐点或穴位用细火针或毫火针点刺1～3次，深度为1～2分，每次选3～4处穴，不可多次反复点刺同一部位，以免穴位疲劳反致抽搐。

[典型医案]

陈某，女，86岁。

左眼睑抽动20余年，左面部抽动2年。20年前因受精神刺激，导致左眼睑时有抽动，严重时左眼几乎不能睁开，面部紧涩，有时整个面部肌肉不能自主。精神紧张或遇寒冷后症状明显加重。一般情况尚可，面黄，舌质淡、苔薄白，脉弦滑。证属肝气郁滞，气血失调，筋脉失养。取穴：角孙、头临泣、丝竹空、颧髎、地仓、阿是穴、合谷、太冲。刺法：合谷、太冲毫针速刺，行平补平泻手法，中等刺激量，余穴用细火针速刺，隔日治疗1次。1诊后患者自觉面部轻松有舒适感，5诊后面部瞤动次数明显减少，抽动频率、幅度均有明显好转，舌脉如前。继续治疗两个疗程后，患者只述偶有面部轻微蠕动。望诊见面部肌肉瞤动已消失，面肌活动自如。再以原方巩固治疗两个疗程后临床痊愈。

[临证备要]

中医认为，肝主疏泄、藏血，主风病，因此，本病主要责之于肝的功能失调。若精神长期紧张、过度疲劳，或情志郁怒不适，则肝血暗耗，阴血不足，不能上荣于面而致虚风内动。或肝气郁滞，不能疏泄，久则面部气血运行受阻，或由于其他疾病导致风痰阻于面部，亦可生风。外感风寒、风热是外因，可引发或加重本病。贺普仁教授认为，虽然本病产生的病因病机及病势发展多种多样，但实质都是面部经脉滞涩不畅，气血不行，局部肌肉失于荣养所致。

从临床实践来看，药物和一般针灸方法对此病很难奏效。除去外科手术治疗外，火针是治疗本病的最佳疗法，这是由本病的特点和火针的特性决定的。本病的病机特点为虚实纠结在一起，很难用单纯的补法或泻法来治疗，而"火针亦可行气，火针唯假火力，无补泻虚实之害"（《针灸聚英》）。在选穴上，多取阳明经、少阳经的穴位，因为阳明经多气多血、少阳经多气少血，与人体气血有着密切的联系，同时，本病发生的部位也在这两经的分布区域内。由于本病的发生与精神因素密切相关，因此，调神的穴位也常被选用，如百会、神庭、内关、三阴交等。

在治疗期间，应注意适当休息，防止疲劳，特别要注意放松精神。注意面部的保暖，外出时可戴口罩，睡眠时避免受风寒，不要用冷水洗脸，或直面冷风。患侧面部可用湿热毛巾外敷，水温50℃~60℃，每日3~4次，每次10~20分钟。早晚可自行按摩患脸，用力应轻柔、适度、持续、稳重。患者可对着镜子进行自我表情动作训练，如皱眉、闭眼、吹口哨、示齿等，每日2~3次，每次5~10分钟。饮食应营养丰富，选择易消化的食物，禁烟戒酒，禁食刺激性食物。若久治不愈，可考虑外科手术治疗。

六、面痛

面痛，西医学称之为三叉神经痛，是指在三叉神经分布区域内出现的阵发性电击样剧烈疼痛，历时数秒或数分钟，间歇期无症状。呈周期性发作，疼痛可自发，也可因刺激"扳机点"引起。中医认为，本病多因感受风寒、痰火之邪及阳明胃热所致，而以风邪为主。

[诊断要点]

1. 面部三叉神经分布区阵发性剧烈疼痛，疼痛发作无任何先兆，历时数秒甚至 1～2 分钟，每次疼痛情况相同。

2. 疼痛可由口、舌的运动或外来刺激引起，常有一"扳机点"，触之即痛，多在唇、鼻翼、眉及口腔内等处。因怕引起发作，病人常不洗脸、少饮食，以致面部污秽、消瘦，严重者身体虚弱，卧床不起。

3. 约60%的患者疼痛发作时伴有同侧眼或双眼流泪及流口水。偶有面部表情肌出现不能控制的抽搐，称为"痛性抽搐"。有的患者皮肤发红、发热，少数痛时伴有发凉，偶有剧痒者。半数以上患者于痛时按压或揉搓患部可减轻疼痛，偶有通过不停咀嚼或咂嘴以减痛者。

4. 疼痛局限于一侧三叉神经一支或多支分布区，以右侧及二、三支区多见。两侧疼痛者少见，多先后患病，同时疼痛者更少，多一侧轻一侧重。

5. 疼痛呈周期性发作，不痛期（几日至几年）渐短，逐渐严重影响进食及休息，以致痛不欲生，自愈者少见。

[辨证分型]

1. 风寒袭络

有感受风寒史。面痛遇寒则甚、得热则轻，鼻流清涕。苔白，脉浮紧。

2. 风热阻络

痛处有灼热感，流涎，目赤流泪。苔薄黄，脉浮数。

3. 气滞血瘀

多有外伤史，或病程日久，痛点多固定不移。舌暗或有瘀斑，脉涩。

[治疗]

1. 取穴

主穴：阿是穴、听宫、下关、翳风、三间。

配穴：风寒袭络加风池、合谷，风热阻络加曲池、外关、内庭，气滞血瘀加内关、膈俞。

2. 操作方法

将细火针置酒精灯上烧至白亮，迅速刺入阿是穴、下关穴，不留针，听宫、翳风、三间毫针直刺。配穴以毫针泻法为主，风寒袭络型温针灸下关、三间或合谷，每周2~3次，3~5次为一疗程。

3. 要领及注意点

根据疼痛轻重决定火针刺激量，即疼痛重者，火针要深刺，并可多点刺数下。热证面部点刺后可稍出些血。

[典型医案]

郭某，男，75岁。2011年3月21日初诊。

诉左面部发作性掣痛10日，诸药治疗不效。数年前曾有三叉神经痛发作，在本科经针灸治愈，故来针灸。近日疼痛剧烈，坐卧不宁，难以进食、刷牙，面痛遇寒则甚，苔白、脉浮紧。检查疼痛部位为左侧面部二、三支神经分布区域。选取阿是穴、听宫、下关、翳风、四白、夹承浆，毫针刺，用泻法，面部TDP灯照射30分钟，合谷温针灸。治疗后疼痛即刻缓解，晚饭后疼痛再起，连针3次，疼痛稍有缓解。患者认为这次针灸效果不如几年前的好，并且这次增加了鼻子疼痛。于是加用火针，针后效果明显，再诊时主动要求火针治疗，治疗4次后疼痛基本缓解，但后遗鼻子、上唇麻木不适。此后每1~2周针灸1次，不适感逐渐消失。

[临证备要]

面痛属于难治性疾病，在多种疗法中，火针是见效快、疗效相对较好的方法。本病的病机特点在于络脉阻滞，辨证要分清寒热。初病多实证，久病可虚实夹杂，气滞血瘀。

火针点刺阿是穴可直达病所，有很强的通络止痛作用，且作用时间较长。听宫是手太阳小肠经末穴，贺普仁教授善用此穴来疏通头面部的经络。下关是足阳明胃经穴，深部是三叉神经经过之处，深刺此穴可直接调整三叉神经的功能。三间是手阳明大肠经输穴，善治头面部痛症。配穴风池、合谷祛风散寒解表；曲池、外关清热祛风；内庭为足阳明胃经的荥穴，善清胃火；内关行气解郁、安神通脉；膈俞为血会，能活血止痛。头面部穴用火针治疗，效果强于普通毫针。若火针治疗效果不好，可能就需要外科手术治疗了。

多种临近三叉神经的肿瘤可导致三叉神经痛，故应注意查明原因，积极治疗原发性疾病。三叉神经痛早期常被误诊为牙痛，故有些患者因痛去拔牙，但拔牙后疼痛照样发作。只要注意到本病的疼痛特点，就可避免误诊。

三叉神经痛发作期间应注意休息，不吃刺激性食物并禁烟酒，保持乐观情绪和生活规律，有助于疾病恢复。

七、不寐

不寐亦称失眠，是指经常睡眠时间不足或眠浅易醒的一种疾病。轻者难以入睡，或睡中易醒，时寐时醒；重者彻夜不眠。西医的神经衰弱及许多慢性病中出现失眠者，均可参照以下方法治疗。

[诊断要点]

轻者入寐困难或寐而易醒，醒后不寐，重者彻夜难眠。常伴有头痛、头昏、心悸、健忘、多梦等症。经各系统和实验室检查未发现异常。

[辨证分型]

1. 肝郁化火

心烦不能入睡，烦躁易怒，胸闷胁痛，头痛面红，目赤，口苦，便秘尿黄。舌红、苔黄，脉弦数。

2. 痰热内扰

睡眠不安，心烦懊侬，胸闷脘痞，口苦痰多，头晕目眩。舌红、苔黄腻，脉滑或滑数。

3. 阴虚火旺

心烦不寐，或时寐时醒，手足心热，头晕耳鸣，心悸，健忘，颧红潮热，口干少津。舌红、苔少，脉细数。

4. 心脾两虚

多梦易醒，或朦胧不实，心悸，健忘，头晕目眩，神疲乏力，面色不华。舌淡、苔薄，脉细弱。

5. 心虚胆怯

夜寐多梦易惊，心悸胆怯。舌淡、苔薄，脉弦细。

[治疗]

1. 取穴

主穴：四神聪、安眠、神门、三阴交。

配穴：肝郁化火加大陵、行间，痰热内扰加丰隆、内关，阴虚火旺加心俞、肾俞、照海，心脾两虚加心俞、脾俞、足三里，心虚胆怯加心俞、胆俞、丘墟。

2. 操作方法

已选腧穴常规消毒。点燃酒精灯或酒精棉球，右手持火针，用火的外焰将针烧至红白，点刺四神聪 0.2～0.3 寸，迅速拔出，并用消毒干棉球按压针孔片刻。安眠、神门、三阴交和配穴可用火针点刺，深度较毫针刺法略浅；或用毫针刺法也可，虚补实泻。

3. 要领及注意点

不论实火、虚火，四神聪火针点刺均宜出血。实火出血不必止血，待其自止；虚火出血只需数滴。也可点刺神庭、本神穴，或与四神聪交替使用。上热下寒者，可用火针点刺三阴交、涌泉，或用灸法。

[典型医案]

马某，女，53岁。2011年7月27日初诊。

失眠七八年，治疗前每晚服安定2片，只能睡2～3个小时，伴头晕眼花，有时头痛，神疲乏力，面色不华，心烦、心悸，下肢畏寒、足凉。舌淡舌尖稍红、苔薄，脉细。证属心脾两虚，虚火上扰。取四神聪、神庭、本神，火针点刺微微出血；毫针刺安眠、印堂、太阳、内关，刺入即可，不用手法；温针灸三阴交，毫针补足三里，每周针灸4次。针4次后，失眠减轻，每晚睡4～5个小时，头晕眼花明显减轻，未敢减安眠药。针10次后，每晚睡5～6个小时，开始减安眠药量，期间有反复，但睡眠较前明显改善。针20次后，完全停用安定，每晚睡5～6个小时，期间仍有反复，但坚持不用药物，每周针2～3次。针30次后，睡眠基本正常，夜间醒后也能再次入睡，其他各种症状也明显减轻。每周针灸1次，巩固治疗并调理身体。

[临证备要]

中医认为，失眠的病因病机主要有以下几点：情志内伤，思虑过度；饮食不节，脾胃失调；素体不强，病后体虚。由此导致脏腑阴阳气血失调而发生失眠。如七情活动过于剧烈和持久，可造成脏腑气机紊乱，思虑过度可损伤心脾，摄入过多辛辣油腻、难消化的食物及烈酒饮料可损伤脾胃，这些脏腑的损伤导致了失眠。身体过于虚弱，气血不足，血不养神也是导致失眠的一种原因。

需要指出的是，一些不良情绪，可能跟外界刺激关系不大，而是与人体脏腑失调有关，如《内经》上说的"肝气虚则恐，实则怒"、"心气虚则悲"等，这些不良情绪所导致的失眠也是要通过调整脏腑功能来治疗的。

治疗上以调整阴阳和调理脾胃功能最为关键。四神聪、安眠是经外奇穴，为安神要穴，火针点刺四神聪出血可泻火潜阳，是治标之法。神门是手少阴心经的原穴，可养心安神。三阴交为肝、脾、肾三经的交会穴，可调理三脏功能，并有滋阴潜阳的作用，火针点刺或温灸该穴有引火归元的作用。其他穴位均据证而配，有治本的作用，标本兼治才能取得较好的效果。从临床实践来看，配合火针、艾灸和放血较单纯毫针效果要好，尤其对顽固性失眠，往往需要多种针灸方法配合使用才有较好的效果。针灸疗法使用得当，效果明显优于中药方法，西药虽然也有较快的疗效，但易依赖成瘾，长期服用对人体有害。

失眠可由多种原因导致，我们要分析原因，如生理因素、环境因素、药物因素、疾病因素、社会心理因素等。在上述因素中，有些因素是比较容易消除的，如环境、药物因素，不容易消除的是身体本身的因素和社会心理因素。社会心理因素的消除依赖于树立正确的人生观和健康心理素质的培养，依赖于对不良情绪的排遣和压力的释放，这些不是单靠药物和针灸所能解决的，即所谓"心病还得心药医"。严重疾病影响所致的失眠需要通过治疗原发疾病来解决。体育锻炼是调节身心平衡、治疗失眠的重要方法，另外，某些食品也有助于改善睡眠。

当我们把能解决的影响睡眠的原因排除后，还是出现睡眠障碍，那就是身体内部的问题了。

八、痄腮

痄腮是由风温邪毒引起的，以发热、耳下腮部肿痛为主症的急性传染病。相当于流行性腮腺炎。

[诊断要点]

起病时可有发热，1～2天后可见以耳垂为中心漫肿，边缘不清，皮色不红，压之有痛感及弹性感，通常先见于一侧，然后见于另一侧。腮腺管口或可见红肿。腮腺肿胀持续4～5天后开始消退，整个病程为10～14天。病前有痄腮接触史。血白细胞总数可正常，或稍有增高，淋巴细胞可相对增加。并发脑膜炎或脑炎者，脑脊液压力增高，细胞数增加，以淋巴细胞为主，氯化物、糖正常，蛋白轻度增高。尿和血淀粉酶可增高。

[辨证分型]

1. 温毒袭表

发热轻，一侧或两侧耳下腮部肿大，压之疼痛有弹性感。舌尖红、苔薄白，脉浮数。

2. 毒陷心肝

腮部肿胀，高热不退，嗜睡，颈强，呕吐，甚则昏迷，抽风。舌质红绛、苔黄糙，脉洪数。

3. 邪窜肝经

腮部肿胀，发热，男性睾丸肿痛，女性少腹痛。舌质偏红、苔黄，脉弦数

[治疗]

1. 取穴

主穴：阿是穴、翳风、颊车、角孙、合谷。

配穴：温毒袭表者加外关、关冲，毒陷心肝者加大椎、水沟、十宣，邪窜肝经者加太冲、大敦、中封。

2. 操作方法

阿是穴、翳风、颊车、角孙穴以中细火针点刺，关冲、大椎、十宣、大敦以火针点刺出血，余穴用毫针泻法，留针半小时

左右。昏迷患者水沟强刺激，大敦也可用毫针浅刺之。

3. 要领及注意点

腮腺肿胀局部用火针点刺3~5下，深度3~5分。大椎穴出血少者可用火罐拔之。

[典型医案]

刘某，男，7岁。

患者3日来持续高热38.5℃，两侧腮部漫肿无际，酸胀疼痛，但皮色不变，咀嚼困难，食欲不振，大便干，小便黄赤。面赤，咽红，呼吸急促，舌苔黄，脉滑数。辨证为邪毒壅滞面部少阳、阳明经络，治以清热解毒，疏通少阳、阳明经络。刺法：以细火针散刺法点刺漫肿局部，每次4~7针。一诊治疗后，漫肿渐消，体温降至37.5℃。二诊后肿胀全消，体温降至正常。治疗3次痊愈。

[临证备要]

中医认为，本病是由于时行温热疫毒之气或外感风温邪毒从口鼻而入，挟痰火壅阻少阳、阳明之脉，郁而不散，结于腮部所致。本病病理因素较为简单，即邪毒痰火，辨证属热。贺普仁教授根据唐代孙思邈热证用灸的经验，突破面部不用火针的禁忌，提出热证用火针的治法，在临床上取得了很好的效果。

痄腮病属毒热蕴结，阻遏经络所致，火针速刺局部，在于通其经络，使"火郁发之"，驱邪外出而愈病。贺普仁教授认为："痄腮病之温热时邪流行于自然界，素体经气通畅之人，自能抵抗外邪而健康生活；素体经气阻滞之人，无力抵御邪气，外邪乘虚而入使人致病。今痄腮之人所以患病，一是经络之气阻滞，二是与毒邪强有关，但前者是致病的根本原因。"针灸治病，并非直接杀灭病毒，而主要是通过提高人体自身的抗病能力而实现的。

本病的并发症会对机体造成严重危害，因此当高度警惕和防治并发症。高热头痛明显的患者，应及早到医院检查治疗。本病传染性强，发现本病时要及时报告，并对患者采取隔离措施。

患者要卧床休息，直至腮腺肿胀完全消退。注意口腔清洁，饮食以流质或软食为宜，少用酸性食物，保证液体摄入量。男性成人患者在本病早期应口服己烯雌酚，每次 1mg，每日 3 次，可能有预防睾丸炎发生的功效。

九、咳嗽

咳嗽是人体清除呼吸道内分泌物或异物的保护性反射动作。中医认为是邪客肺系，肺失宣肃，肺气不清所致，以咳嗽、咳痰为主要症状。见于急慢性支气管炎、上呼吸道感染、咽喉炎、肺炎、支气管扩张、肺结核等病。

[诊断要点]

咳逆有声，或伴咽痒咳痰。外感咳嗽，起病急，可伴有寒热等表证。内伤咳嗽，每因外感反复发作，病程较长，可咳而伴喘。急性期血白细胞总数和中性粒细胞数增高。两肺听诊可闻及呼吸音增粗，或伴散在干湿性啰音。肺部 X 线片正常或肺纹理增粗。

[辨证分型]

1. 风寒袭肺

咳嗽声重，咳痰稀薄色白，恶寒，或有发热，无汗。舌苔薄白，脉浮紧。

2. 风热犯肺

咳嗽气粗，咳痰黏白或黄，咽痛或咳声嘶哑，或有发热，微恶风寒，口微渴。舌尖红、苔薄白或黄，脉浮数。

3. 燥邪伤肺

干咳少痰，咳痰不爽，鼻咽干燥，口干。舌尖红、苔薄黄少津，脉细数。

4. 痰热壅肺

咳嗽气粗，痰多稠黄，烦热口干。舌质红、苔黄腻，脉滑数。

5. 肝火犯肺

呛咳，气逆阵作，咳时胸胁引痛，甚则咯血。舌红、苔薄黄少津，脉弦数。

6. 痰湿蕴肺

咳声重浊，痰多色白，晨起为甚，胸闷脘痞，纳少。舌苔白腻，脉滑。

7. 肺阴亏虚

咳久痰少，咯吐不爽，痰黏或夹血丝，咽干口燥，手足心热。舌红，少苔，脉细数。

8. 肺气亏虚

病久咳声低微，咳而伴喘，咳痰清稀色白，食少，气短胸闷，神倦乏力，自汗畏寒。舌淡嫩、苔白，脉弱。

[治疗]

1. 取穴

主穴：天突、肺俞、列缺、合谷。

配穴：风寒袭肺者配风门（加灸法或拔火罐），风热犯肺者配曲池、大椎，燥邪伤肺者配尺泽、鱼际，痰热壅肺者配少商、商阳，肝火犯肺者配太冲、行间，痰湿蕴肺者配丰隆，肺阴亏虚者配三阴交、照海，肺气亏虚者配足三里。

2. 操作方法

已选腧穴常规消毒，点燃酒精灯，右手持火针，用酒精灯的外焰将针烧至红白，点刺腧穴 0.2～0.3 寸，迅速拔出，并用消毒干棉球按压针孔片刻。配穴可用火针点刺，深度较毫针刺法略浅；或用毫针刺法也可，虚补实泻。

3. 要领及注意点

天突穴火针直刺点入，连续刺 3～5 下，深度以人体胖瘦来定，点到靠近气管外壁止；年龄大的患者，因血管较脆，容易出血，故不要点到气管壁上，深度较年轻者浅。肺俞点刺过深会刺破胸膜，导致气胸，故要严格掌握点刺深度。

[典型医案]

张某，女，51 岁。2002 年 11 月 26 日初诊。

主诉：咳嗽 2 月余，干咳少痰，咳痰不爽，夜间咳甚，难以入眠，咽干口燥，舌尖稍红、苔薄黄少津，脉细数。患者曾服 7～8 种中西药物，均无明显效果。现患者因久咳声音有些嘶哑、胸痛，但照胸片除支气管稍粗糙外无其他异常，血象正常。患者因夜间咳甚影响睡眠和邻居，十分痛苦。证属燥邪伤肺。火针点刺天突，配毫针刺尺泽、鱼际。1 次治疗后咳嗽大减，3 次痊愈。

[临证备要]

咳嗽是肺系疾病的主要症状之一。咳嗽是人体驱邪外达的一种表现，治疗不可单纯地见咳止咳，必须按照不同的病因分别处理。咳嗽有外感、内伤两类，外感为六淫犯肺，内伤为脏腑功能失调，而导致肺失宣肃，肺气上逆，发为咳嗽。外感新病，多属邪实，治应祛邪利肺；内伤久病，属于邪实正虚者，祛邪止咳，兼以扶正，属于正虚者补肺养正。采用火针治疗，有邪则祛邪，无邪则扶正，虚实皆利，是治疗咳嗽的有力武器。

天突属任脉，是化痰止咳的要穴，火针点刺效果卓著，无论寒热虚实，均可运用，是咳嗽治标的要穴。肺俞穴具有宣肺止咳、化痰定喘之功，可治疗各类肺系病症，对脏腑功能失调所致的咳嗽尤为适宜。列缺穴是手太阴肺经的络穴，通任脉，是治疗咽喉病、肺病的要穴。合谷是手阳明大肠经的原穴。手阳明大肠经与手太阴肺经相表里，原络穴相配，可改善肺系功能。其他腧穴，据证而配，可提高疗效。

咳嗽是多种疾病的共有症状，临床要根据不同病因分别处理。对可能由肺癌、肺结核等严重疾病引起的咳嗽要提高警惕，及早查明病因。过敏性咳嗽是近年来逐渐引起人们重视的一类咳嗽，特别是儿童过敏性咳嗽，如不及时治疗，可发展成支气管哮喘。火针对儿童咳嗽有很好的疗效，值得提倡。抗生素只对部分细菌感染引起的咳嗽有效，不可滥用。对长期反复的咳嗽，呼吸道黏膜已受到较大损伤，轻微不良刺激即可引起咳嗽，平时应把重点放在对呼吸道黏膜的保护、修复和功能的恢复上。如对证服用中药；维生素 AD 胶丸也有利于内膜的修复；多喝水，保持室内空气具有一定的湿度，可使纤毛运动功能改善，痰液变稀，利于排出；保持空气新鲜，不去灰尘过多的地方，戒烟、戒酒，少食辛辣刺激食品，减少理化刺激因素可帮助呼吸道内膜功能恢复。

十、哮喘

哮为喉中鸣息有声，喘为呼吸气促困难，二者兼有称为哮喘。哮病系宿痰伏肺，因外邪、饮食、情志、劳倦等因素，致气滞痰阻，气道挛急、狭窄而发病。以发作性喉中哮鸣有声、呼吸困难，甚则喘息不得平卧为主要表现。相当于支气管哮喘、喘息性支气管炎。喘病是因久患肺系疾病或他脏病变影响，致肺气上逆，肃降无权，出现气短喘促，呼吸困难，甚则张口抬肩，不能平卧等症。多见于阻塞性肺气肿、肺源性心脏病、心肺功能不全等。本节以论述哮病为主，喘病的治疗也可参考。

[诊断要点]

1. 发作时喉中哮鸣有声，呼吸困难，甚则张口抬肩，不能平卧，或口唇指甲紫绀。

2．呈反复发作性。常因气候突变、饮食不当、情志失调、劳累等因素诱发。发作前多有鼻痒、喷嚏、咳嗽、胸闷等先兆。

3．有过敏史或家族史。

4．两肺可闻及哮鸣音，或伴有湿啰音。

5．血嗜酸性粒细胞可增高。

6．痰液涂片可见嗜酸细胞。

7．胸部 X 线检查一般无特殊改变，久病可见肺气肿征象。

[辨证分型]

1．发作期

（1）冷哮

喉中哮鸣有声，胸膈满闷，咳痰稀白，面色晦滞，或有恶寒、发热、身痛。舌质淡、苔白滑，脉浮紧。

（2）热哮

喉中哮鸣如吼，气粗息涌，胸膈烦闷，呛咳阵作，痰黄黏稠，面红，伴有发热、心烦口渴。舌质红、苔黄腻，脉滑数。

（3）虚哮

反复发作，甚者持续喘哮，咳痰无力，声低气短，动则尤甚，口唇爪甲紫绀。舌质紫暗，脉弱。

2．缓解期

（1）肺气亏虚

平素自汗，怕风，常易感冒，每因气候变化而诱发，发病前喷嚏频作、鼻塞流清涕。舌苔薄白，脉濡。

（2）脾气亏虚

平素痰多，倦怠无力，食少便溏，每因饮食失当而引发。舌苔薄白，脉细缓。

（3）肾气亏虚

平素气息短促，动则为甚，腰酸腿软，脑转耳鸣，不耐劳累，下肢欠温，小便清长。舌淡，脉沉细。

[治疗]

1. 取穴

主穴：天突、定喘、肺俞。

配穴：冷哮加大杼、风门，热哮加尺泽、鱼际，虚哮加中脘、足三里；肺气亏虚加太渊，脾气亏虚加中脘、足三里，肾气亏虚加太溪、肾俞、命门；痰多加丰隆。

2. 操作方法

先用中细火针点刺主穴及其他背腰部穴，深度为 0.2 ~ 0.3 寸。然后用毫针刺天突和其他配穴，虚补实泻。

3. 要领及注意点

火针点刺每穴 2 ~ 3 下，快进快出。针刺天突穴时，要充分暴露穴位，头仰靠位或仰卧位。先直刺进针约 0.2 寸，然后将针尖转向下方，紧靠胸骨柄后方刺入 1 寸左右，或沿着气管前向下刺 1.5 寸左右，一般不做提插手法，可稍捻转，微微得气即可。针刺天突穴时要沿任脉方向刺，不可左右偏歪，以免刺到肺脏；留针时要嘱患者颈部不可随意转动，体位不可变换，以免针尖改变方向。

[典型医案]

陈某，女，41 岁。

患者在约 20 岁时，春季出现喘憋气短，经多种方法治疗未愈。以后每逢春季及秋季冷热变化时，喘憋加重，且喉中有声、痰多。发作前有胸闷、鼻塞流涕等先兆。哮喘终日不休，需用氨茶碱等药物注射方能止喘。待夏季气候变热时哮喘方止。刻下：痛苦面容，喘憋而哮，呼吸急促，张口抬肩，喉中痰鸣，痰不多，时有白沫吐出。汗多，口干，饮食尚可，二便调。舌苔薄白，脉沉细。辨证为肺气不足。用中等粗细火针，点刺肺俞，每日1次。3诊后患者自觉喘憋、喉中痰鸣好转。7诊后喘憋基本消失，听诊哮鸣音减轻。10诊后哮鸣音基本消失，再巩固治疗数次。

[临证备要]

哮喘病总属邪实正虚之病，一般新病多实，发时邪实，久病多虚，平时正虚。张景岳谓："实喘者，气长而有余。虚喘者，气短而不续。实喘者，胸胀气粗，声高息涌，膨膨然若不能容，唯呼出为快也。虚喘者，慌张气怯，声低息短，皇皇然若气欲断，提之若不能升，吞之若不相及，劳动则甚，而唯急促似喘，但得引长一息为快也。"并谓："实喘责之肺，虚喘责之肾。""未发时以扶正气为主，既发时以攻邪气为主。扶正气者，须辨阴阳，阴虚者补其阴，阳虚者补其阳。攻邪气须分微甚，或散其风，或温其寒，或清其痰火。然发久者，气无不虚……当惓惓以元气为念，必使元气渐充，庶可望其渐愈。"这些言论可作为针灸辨证论治的参考。

火针治疗哮喘，有邪则祛邪，无邪则扶正助阳、温通经络，较毫针有更强的治疗作用。现代研究表明，火针可以改善哮喘患者的肺功能，降低外周血清 IgE 的含量，具有抗炎、平喘、抗过敏的作用。天突位于咽喉要冲部位，属任脉穴，善于顺气化痰平喘；定喘为治喘经验穴，位于督脉大椎穴旁；肺俞是肺经背俞穴，善于调整肺脏功能，有散邪平喘的作用。天突、定喘、肺俞均为治疗哮喘的要穴，故定为主穴。辨证加穴可进一步提高疗效。

过敏和感染是引发哮喘的主要因素。30%～40%的支气管哮喘者可查出过敏原，因此积极查出过敏原，采取针对性的防治措施具有重要意义。感冒和上呼吸道感染是哮喘发病最常见的诱因，因此要积极防治外感，流感流行季节，尽量少到人群中去，大量出汗不要突然脱衣，以防受凉，注意随季节改变增减衣服，老年人可注射流感疫苗，减少流感感染几率。加强身体锻炼，增强机体的抵抗力也十分重要，但运动量要根据自己的身体情况量力而行，不可过劳。其他如戒烟、避免异常气味刺激、保持乐观情绪等均是预防哮喘发作的重要措施。

十一、呃逆

呃逆是指胃气上逆动膈，气逆上冲，出于喉间，呃呃连声，声短而频，不能自制的一种病症。西医学中的单纯性膈肌痉挛即属呃逆范畴。

[诊断要点]

本病以气逆上冲，喉间呃呃连声，声短而频，不能自制为主症，其呃声或高或低，或疏或密，间歇时间不定，常伴有胸脘膈间不舒、嘈杂灼热、腹胀嗳气等。多有受凉、饮食不节、情志不舒等诱发因素。呃逆控制后，X线钡餐及内窥镜等检查有助于诊断。必要时可检查肝肾功能、B超、CT等，有助于鉴别诊断。

[辨证分型]

1. 胃寒气逆

呃逆沉缓有力，其逆得热则减，遇寒愈甚。舌质淡、苔白或白滑，脉沉缓。

2. 胃火上逆

呃声洪亮，冲逆而出，兼见口臭烦渴，多喜冷饮，大便秘结，小便短赤。舌红、苔黄或黄燥，脉滑数。

3. 气滞痰阻

呃逆连声，胸胁胀满，恶心嗳气，头目昏眩。舌苔厚腻，脉弦滑。

4. 脾胃阳虚

呃声低沉无力，气不得续，兼见面色苍白，手足欠温，食少，腰膝无力，便溏久泻。舌淡，边有齿痕，苔白润。

5. 胃阴不足

呃声短促，口干咽燥，烦渴少饮，不思饮食，或食后饱胀，大便干燥。舌红干，或有裂纹，苔少而干，脉细数。

[治疗]

1. 取穴

主穴：膻中、膈俞、中脘、足三里。

配穴：胃寒气逆者加期门、气海，胃火上逆者加合谷、行间，气滞痰阻者加内关、太冲、丰隆，脾胃阳虚者足三里加用灸法，胃阴不足者加三阴交。

2. 操作方法

已选腧穴常规消毒，点燃酒精灯，右手持火针，用酒精灯的外焰将针烧至红白，点刺腧穴 0.2 ~ 0.3 寸，迅速拔出，并用消毒干棉球按压针孔片刻。配穴可用火针点刺，深度较毫针刺法浅；或用毫针刺法也可，虚补实泻。

3. 要领及注意点

寒证呃逆火针点刺要稍深，热证稍浅。虚证患者可不用火针而用温针灸，虚证呃逆疗程可能较长，应对病人做好解释工作。有胃溃疡者，中脘穴不得深刺；肝脾肿大至中脘穴处者，中脘穴禁针；寒甚除前述情况者外，中脘可深刺。

[典型医案]

王某，男，65 岁。2010 年 5 月 17 日初诊。

患者素有胃炎，1 周前因食凉水果及情绪不佳致突发呃逆。曾服中药数剂无效。患者呃逆沉缓有力，得热则减，遇寒则甚，腹胀，少寐。舌质淡、苔白滑，脉沉缓。火针点刺膻中、膈俞、上脘、中脘，温针灸内关、足三里。治疗 2 次后呃逆大减，3 次后呃逆停止，仍觉胃中稍有不适，稍腹胀。再火针上脘、中脘、气海，温针灸足三里，2 次后痊愈。

[临证备要]

呃逆主要是由于胃气上逆所致。胃主纳、主降，以通降下行为顺。饮食不节、过食寒凉、情志不舒以及久病、重病等，均可使胃气失降，上逆为呃。本病治疗以和胃降气为主，分清寒热虚实，分型治疗可提高疗效。

火针疗法属温通法，对寒凝气滞和阳虚胃寒所致的呃逆尤为有效。膻中穴是气会，善于治疗气滞、气逆类病症；中脘为胃之募穴，是治疗胃腑失调的要穴；膈俞位于膈肌水平，可降逆和胃；足三里是胃经的下合穴，可补虚和胃；期门穴是足厥阴经、足太阴经和阴维脉的交会穴，有疏肝健脾、和胃降逆的作用；内关穴为手厥阴心包经的络穴，通阴维脉，善于理气和胃。治呃逆的穴位还有一些，可选择使用。针灸对实证呃逆疗效较好，对虚证呃逆疗效稍慢；对于严重疾病过程中出现的呃逆，各种方法均难以治疗，常为预后严重不良的先兆。

此外，有一些简单的方法可能对止呃有帮助，如深掐扶突穴（喉结旁开 3 寸），指甲切按攒竹穴（眉头处），反复憋气，干吃一匙糖，咀嚼并吞咽干面包，喝一小汤匙醋，用力拉舌头，以棉花棒刺激上腭硬部和软部的交接处，深吸一口气然后做 5 个引体向上，憋住一口气连续做 20 个以上的俯卧撑后直立深呼吸 5 次等。

十二、呕吐

呕吐系因胃失和降，胃气上逆，而出现以胃内容物从口吐出为主要临床表现的病症。西医学的急性胃炎、心因性呕吐，以及各种肠胃疾患以呕吐为主要表现时，可以参照本节治疗。

[诊断要点]

呕吐食物残渣，或清水痰涎，或黄绿色液体，甚则兼夹少许血丝，一日数次不等，持续或反复发作。伴有恶心，纳谷减少，胸脘痞胀，或胁肋疼痛。多有骤感寒凉，暴伤饮食，劳倦过度及情志刺激等诱发因素。或有服用化学制品或药物、误食毒物史。上腹部压痛或有振水声。肠鸣音增强或减弱。呕吐控制后，胃肠X线摄片及内窥镜检查可明确病变部位及性质。检验肝肾功能、电解质，做血气分析，B超探查肝、胆、胰等有助于鉴别诊断。

[辨证分型]

1. 寒邪犯胃

呕吐食物残渣，量多如喷，胸脘满闷，可伴有恶寒发热、头身疼痛。苔白腻，脉浮滑。

2. 食滞胃肠

呕吐酸腐食物，吐出为快，大便秘结或秽臭不爽，嗳气厌食，脘痞腹胀。苔厚腻或垢，脉滑或沉实。

3. 痰饮停胃

呕吐清水痰涎，脘闷痞满，口干不欲饮，饮水则吐，或头眩心悸。苔白滑或腻，脉弦滑。

4. 肝气犯胃

呕吐泛酸，口苦嗳气，脘胁烦闷不适，嘈杂。舌边红、苔薄腻或微黄，脉弦。

5. 脾胃虚寒

呕吐反复，迁延日久，劳累过度或饮食不慎即发。神疲倦怠，胃脘隐痛，喜暖喜按，畏寒肢冷，面色㿠白。舌质淡或胖、苔薄白，脉弱。

6. 胃阴亏虚

时时干呕，呕吐少量食物黏液，反复发作。胃脘嘈杂，饥不欲食，口燥咽干，大便干结。舌红少津，脉细数。

[治疗]

1. 取穴

主穴：中脘、内关、足三里。

配穴：寒邪犯胃者配合谷、内关透外关，食滞胃肠者配下脘、天枢，痰饮停胃者配膻中、丰隆、公孙，肝气犯胃者配膻中、期门、太冲，脾胃虚寒者配脾俞、胃俞、公孙，胃阴亏虚者配三阴交、金津、玉液。

2. 操作方法

已选腧穴常规消毒，点燃酒精灯，右手持火针，用酒精灯的外焰将针烧至红白。点刺中脘穴区数下，深 0.2 ~ 0.3 寸；足三里，刺 0.3 ~ 0.5 寸深，迅进速出，针后用消毒干棉球按压针孔片刻；余穴用毫针刺法为主，虚补实泻，也可用火针刺，深度较毫针刺法浅；金津、玉液，以三棱针点刺放血。

3. 要领及注意点

参"胃痛"。

[典型医案]

李某，女，57 岁。2011 年 8 月 29 日初诊。

胰腺癌术后 3 月余，诊断为胰腺癌腹腔广泛转移，轻度肠梗阻。患者腹胀如鼓，恶心呕吐黄水痰涎，不能饮食，靠输液维持，畏寒肢冷，下肢轻度浮肿，面色㿠白，精神萎靡，便秘。舌质淡、苔薄白，脉弱。证属脾胃虚败，胃气上逆。火针点刺足三里、上巨虚以温阳益气，毫针刺内关以和胃降逆，毫针刺三阴交、丰隆以健脾化痰、利水消肿，毫针刺照海以滋肾通腑。针刺 2 次后患者呕吐止，精神明显好转，但时有恶心。病房医师因怕呕吐不让其进食，每周针灸 3 次，每次针灸治疗后恶心减轻，精神好转。3 周后患者突然病情恶化，停止针灸，4 天后患者去世。

[临证备要]

呕吐可有多种原因，既可单独致病，也常错杂为患。病位虽在胃，但与肝脾密切相关。病理表现不外虚实两类，实证因外邪、食滞、痰饮、肝气等邪犯胃，以致胃气痞塞，升降失调，气逆作呕；虚证为脾胃气阴亏损，承受运纳失常，无以和降。一般来说，初病多实，若呕吐不止，饮食水谷不能化生精微，则易于转为虚证。

火针疗法属温通法，对寒邪犯胃和阳虚胃寒所致的呕吐尤为有效，对痰饮所致的呕吐也有较强的温化作用，对食滞胃肠者有较强的通腑作用，对肝气犯胃者火针有较强的疏肝解郁作用。中脘为胃之募穴，是治疗胃腑失调的要穴；内关为手厥阴心包经的络穴，通阴维脉，善于理气和胃；足三里是胃经的下合穴，可补虚和胃；膻中穴是气会，善于治疗气滞、气逆类病症；期门穴是足厥阴的募穴，有疏肝健脾、和胃降逆的作用；合谷、外关善于疏散外邪，内关透外关有一举双得之效；天枢通腑降气，丰隆化痰降气，太冲平肝降逆，均可依证选用。

针灸止呕效果较好，对化疗后引起的呕吐及虚证呕吐起效稍慢，要注意标本兼治，并配合药物治疗。引起呕吐的原因种类繁多，要查明原因，及时处理。如肠梗阻等急腹症，中毒、脑瘤、心肌梗死等急重病均可出现呕吐，要及时治疗原发病。

十三、胃痛

胃痛，又称胃脘痛，指胃脘部近心窝处的经常疼痛。急慢性胃炎、消化性溃疡、胃神经官能症、胃痉挛等，均可导致胃痛。

[诊断要点]

胃脘部胀满、疼痛时作，可伴嗳气、泛酸、嘈杂、恶心、呕吐等症，中上腹部可有压痛。溃疡性疼痛可为饥饿性疼痛，有夜间痛、空腹痛的特点，常伴有泛酸、嗳气、上腹灼热等症状。胃镜检查可明确诊断。

[**辨证分型**]

1. **脾胃湿热**

胃脘部胀满，灼热嘈杂不舒，恶心呕吐，口干不欲饮，口苦，纳少。舌红、苔黄腻，脉滑数。

2. **肝胃郁热**

胃痛痞胀，灼热泛酸，嗳气频作，心烦易怒。苔薄黄，脉弦数。

3. **瘀阻胃络**

胃痛较剧，痛如针刺或刀割，痛有定处，拒按，或大便色黑。舌质紫暗，脉涩。

4. **胃阴亏虚**

胃痛隐作，灼热不适，嘈杂似饥，口干食少，大便干燥。舌红少津，脉细数。

5. **脾胃虚寒**

胃痛绵绵，喜热喜按，泛吐清水，神倦乏力，手足不温，纳差便溏。舌质淡，脉沉细弱。

[**治疗**]

1. **取穴**

主穴：中脘、内关。

配穴：脾胃湿热加阴陵泉，胃中有灼热感加内庭；肝胃郁热加太冲，痛甚加梁丘，气滞重者加膻中；瘀阻胃络加膈俞、肝俞，便血者加血海；胃阴亏虚加三阴交、照海；脾胃虚寒加下脘、关元、脾俞、胃俞、足三里等。

2. **操作方法**

以细火针点刺。腹部穴可连续点刺2～3下，深度以2～3分为宜，腹部火针点刺最深一般不超过 0.5 寸。配穴可用火针点刺，深度较毫针刺法略浅；或用毫针刺法也可，虚补实泻。

3. 要领及注意点

根据病程及病情轻重，腹部穴（主要是中脘及其附近的腧穴）火针可连续点刺数下。贺普仁教授对病程长、病情重的胃痛一般多点刺几下，胃寒重者可适当深刺。肝脾肿大及腹部静脉曲张者腹部禁用火针，孕妇和有严重消化性溃疡者慎用火针，因消化性溃疡者胃肠壁脆薄易破，故要严格控制进针深度。

[**典型医案**]

张某，女，52 岁。

胃脘痛 10 余年，经胃镜检查诊断为浅表性萎缩性胃炎，常服多种中西药物无明显效果。现症：胃痛绵绵，胃中似有冰块，稍食凉则胃痛加重，不敢吃一点水果，泛吐清水，甚则呕吐，神倦乏力，手足不温。舌质淡暗，脉沉细弱。

取穴：中脘、上脘、下脘、关元、内关、足三里。刺法：以细火针点刺中脘 3 下，深约 3 分，上脘、下脘、关元各 2 下，然后用 TDP 灯照射胃脘部，毫针刺内关、足三里。连续治疗 3 次后，胃痛、胃寒感明显减轻，但食半个以上常温的苹果即感胃痛，继用毫针法治疗 10 余次后诸症大减，精神振奋，每天已经能食 1 个苹果和其他水果少许，饮食基本正常。

[**临证备要**]

虽然引起胃痛的原因很多，病机变化也有多种，但其共同点有二：一是其痛为经脉气血郁滞，运行不畅所致；二是其疼痛部位均在胃脘部，部位明确。同时许多胃痛与厥阴肝木关系密切。肝主疏泄，喜条达，若情志不畅，肝失疏泄，则易致胃脘疼痛。因此，治疗胃痛，通其经脉、调其气血为主要指导思想，体现了贺老"以通为顺"的学术思想。

以中脘、内关为主穴，治疗胃痛常能取效。中脘是胃之募穴，火针点刺能直达病所，迅速温通经脉，较毫针刺有更强的效果。内关为手厥阴心包经的络穴，络于少阳三焦，少阳为气机之枢纽，故内关可舒调心气，并助肝之疏泄，用之可调畅气机、和胃止痛。实证可加胃经郄穴梁丘，虚证可加胃经合穴足三里等。

以火针为主治疗胃痛有较好的临床效果，特别适合于寒证、久病痼疾，但腹部用火针治疗要注意医疗安全。患者平素要饮食清淡，禁忌烟酒和辛辣刺激性食物，生活规律，注意劳逸结合，保持轻松、乐观的情绪。本病宜及早做胃镜检查以明确诊断，要注意排除恶性肿瘤和临近脏器的疾病。

十四、胃缓

胃缓相当于现代医学的胃下垂，是指站立时，胃的下缘达盆腔，胃小弯弧线最低点降至髂嵴连线以下。轻度胃下垂多无症状，中度以上者常出现腹胀、腹痛、恶心等腹部不适的症状。

[诊断要点]

1. 上腹压痛不固定，可随体位改变，某些患者触诊时可听到脐下振水声，也有少数下垂明显者同时有肝、右肾及结肠下垂征象。

2. X 线检查，胃肠钡餐造影可见以下改变。

（1）胃体明显向下、向左移位，重者几乎完全位于脊柱中线的左侧。

（2）胃小弯弧线最低点在髂嵴连线以下。

（3）无张力型胃其胃体呈垂直方向，体部较底部宽大，胃窦部低于幽门水平以下，蠕动无力，紧张力减退；钡餐滞留，6 小时后仍有 1/4 ~ 1/3 残留胃内。

（4）十二指肠壶腹部受牵引拉长，其上角尖锐；十二指肠第二部常位于幽门管后面，即向左偏移。

（5）十二指肠第三段可因肠系膜动脉压迫而呈十二指肠壅滞。

3. 饮水超声波检查：饮水后测知胃下缘移入盆腔内。

依据患者病史、临床表现、饮水超声波试验、X 线检查表现，可较易确诊。胃下垂的程度一般以小弯切迹低于两髂嵴连线水平 1~5cm 为轻度，6~10cm 为中度，11cm 以上为重度。

[辨证分型]

1. 肝胃不和

胃下垂以食后为甚，胃脘胀满连胁，嗳气频作，得矢气稍适，或恶心欲呕，口苦泛酸，大便不畅，诸症每因情志不舒而加重。舌质淡、苔薄白，脉弦细。

2. 脾虚痰阻

脘闷胁胀，肢体倦怠，不思饮食，呕恶嗳气，或喉中有物梗塞，大便稀溏或不爽。舌苔白腻，脉弦滑。

3. 气郁化火

脘胀胁痛，胃脘嘈杂，或胃部灼痛，痛无定时，嗳苦泛酸，咽干口燥，大便秘结。舌红苔黄或少津，脉弦细或细数。

4. 气滞血瘀

胃下垂伴有慢性病，或胃下垂病程久者，常见脘胀连胁，上腹痛有定处，拒按欲呕，面色苍黄，身体消瘦，体倦乏力，头晕心悸。舌质紫暗或有瘀斑、舌苔薄白或腻，脉细沉或涩。

[治疗]

1. 取穴

主穴：脾俞、胃俞、中脘、内关、足三里。

配穴：肝胃不和加期门、天枢，脾虚痰阻加丰隆、三阴交，气郁化火加内庭、照海，气滞血瘀加阿是穴、血海。

2. 操作方法

胸腹部及背俞穴用细火针点刺，深 2~3 分，不留针。四肢穴一般用毫针常规刺，虚补实泻，留针 30 分钟。

3. 要领及注意点

体实者适当深刺，体虚者浅刺，有胃肠溃疡、肝脾肿大者不可深刺。

[典型医案]

某女，29 岁。

数年来饭后经常脘腹饱胀、恶心呕吐，钡餐造影诊为胃下垂，低于正常位置 12cm。刻下：食欲不佳，胃下坠感，嗳气，大便时干时稀，精神萎靡，四肢无力，月经量少。舌质淡、苔白，脉细弱无力。辨证为中气不足，脾阳不升。取穴：1 组取中脘、内关、足三里，2 组取脾俞、肾俞。以中细火针行速刺法，不留针，隔日治疗一次，两组穴交替使用。2 诊后患者感脘闷胀气减轻，效不更方。治疗 10 次后复查钡餐造影，可见胃的位置正常，临床诸症消失。

[临证备要]

胃下垂多由禀赋不足，中阳素虚，脾胃虚寒所致；或由劳累、思虑过度、饮食不节，伤及脾胃，导致中气下陷所致。治疗以升阳举陷、鼓舞中气为大法。火针善于助阳扶正，故疗效要比一般毫针强。

脾俞、胃俞能健脾和胃、补益中气，配用肾俞以鼓舞命门之火而助中阳，中阳得举，胃腑就能得以提托。中脘为胃之募穴、腑会，为经气汇聚之所，火针中脘，可直接鼓动中气，胃气盛则可行升提之功而使胃复其原位。内关善于行气消胀、和胃降逆，足三里是胃经下合穴，不仅可补中益气，也能消食导滞、通利肠腑。诸穴合用可使胃腑得升，诸症得除。此类患者病程较长，体质多虚，治疗上不可急于求成，可背、腹部穴交替使用，以防穴位疲劳。

治疗胃下垂，自我保养也很重要。首先要加强锻炼，增强体质。应适当参加体育活动，特别是能增加腹肌肌力的运动，不仅能增强体质，又能使胃肠道分泌和蠕动增强，促进食欲，改善消化及吸收过程。锻炼频度和时间应根据自己的身体状况量力而行，以不感到紧张和过分疲劳为宜。锻炼后若感到精神振奋、食欲增加、睡眠良好，说明运动量是适当的。其次，胃下垂患者要重视饮食调养，应定时定量，少食多餐，细嚼慢咽。每次吃七八成饱，饭后适当卧床休息片刻，以减轻胃的负担。要节制生冷及不易消化的食物。炒菜、做汤时，可适当加些葱、姜、肉桂、小茴香、胡椒粉等调料，以鼓舞胃气。

十五、胁痛

胁痛是以一侧或两侧胁肋部疼痛为主要表现的病症。古又称胁肋痛、季肋痛或胁下痛。胁指侧胸部，是腋以下至第十二肋骨部的统称。西医的肝胆疾患、干性胸膜炎、肋间神经痛等病，以胁痛为主要表现者，均可参照本节治疗。

[诊断要点]

1. 临床以一侧或两侧胁肋疼痛为主要表现。

2. 由于病因病机不同，可有胀痛、刺痛、隐痛以及各种不同的兼症。

3. 肝功能及 B 超等检查，部分可发现为肝胆疾患。

[辨证分型]

1. 肝气郁结

胁肋胀痛走窜不定，甚则引及胸背肩臂，可伴有胸闷、嗳气等症，每因情志因素而增减，胸闷气短，嗳气频作。舌苔薄白，脉弦或弦细。

2. 瘀血阻络

胁肋刺痛，痛有定处，胁下或见积块。舌质紫暗，脉沉涩。

3. 肝胆湿热

胁肋灼痛或绞痛，胸闷纳呆，心烦易怒，口干口苦，呕恶，或发热，或黄疸。舌红苔黄腻，脉弦滑数。

4. 肝阴不足

胁痛隐隐，遇劳加重，口干咽燥，心中烦热，头晕目眩。舌红或淡红、少苔，脉弦细数。

[治疗]

1. 取穴

主穴：丘墟、阿是穴。

配穴：肝气郁结加内关、期门、太冲，瘀血阻络加膈俞、血海，肝胆湿热加阳陵泉、阴陵泉，肝阴不足加肝俞、足三里、太溪。

2. 操作方法

先用中细火针点刺主穴、背俞穴，深度为 0.2 ~ 0.3 寸。再用毫针刺其他配穴，虚补实泻。阳陵泉可透刺阴陵泉，疼痛较甚者可丘墟透照海。

3. 要领及注意点

点刺胁部阿是穴时，要注意避开血管，不可点刺过深，一般用细火针散刺局部。

[典型医案]

杨某，女，74 岁。2011 年 3 月 7 日初诊。

既往有抑郁症、高脂血症、脂肪肝、膝关节痛等病史。近期因生气致左胁刺痛 2 周，查 B 超有中度脂肪肝、脾脏无异常。胁痛时轻时重，情绪不佳时疼痛明显。舌质紫暗，脉沉涩。辨证为肝气郁结，瘀血阻络。火针点刺刺痛局部 3 下，毫针刺期门、内关、血海、足三里、丘墟、太冲。针刺 3 次后胁痛消除，未再闻反复。

[临证备要]

胁痛的病位，虽以肝胆为主，但与脾胃肺等脏腑有关。因肝胆之气失于疏泄调达，不但可以乘脾、犯胃，并可循经侮肺，而致肝肺升降失常。其他如肝虚胁痛，还可因肾的阴精不足，不能养肝所致。病理性质有虚有实，而以实证多见。实证以气滞、血瘀、湿热为主，三者又以气滞为先，即使血不养肝的虚证，也有气滞的一面。火针温通，力专效宏，不仅可以行气，还可散瘀，是治疗胁痛类疾病的有力手段。

丘墟是足少阳胆经的原穴，是胆经原气经过和留止的部位，该穴有较强的疏肝利胆的作用，贺普仁教授善用此穴透照海治疗胁痛类疾患，阿是穴在病变局部，针之有直达病所、疏经通络的作用，故共为主穴。内关为手厥阴心包经的络穴，通阴维脉，善于宽胸理气、和胃降逆，配肝募期门、肝经原穴太冲可疏肝理气、通络止痛。膈俞、血海长于活血化瘀，故用于瘀血阻络型胁痛。阳陵泉是胆经下合穴，有疏理肝胆的作用，阴陵泉是脾经的合穴，是健脾利湿的要穴，两者合用可清利肝胆湿热。肝阴不足宜加肝俞、太溪调补肝肾阴精，然阴精不能速生，故加多气多血的足阳明胃经合穴足三里，以鼓舞气血生长，补充阴精来源。诸穴合用，胁痛不难消除。

胁痛可由多种疾病导致，应查明病因，针对性治疗。对于神经痛、闪挫伤引起的胁痛，针灸取效迅速，而对于胸膜病变、肝胆疾患所致的胁痛，治疗时间则较长，可配合其他方法。

胁痛患者要保持心情舒畅，尽量减少不良的精神刺激。患者应注意休息，忌食辛辣、甘甜、滋腻之品。

十六、痹证

痹证是由于风寒湿热等外邪入侵，闭阻经络关节，气血运行不畅所致，以全身关节呈游走性红、肿、重着、疼痛为主要临床表现。痹证包含的西医疾病较多，如骨关节、肌肉疼痛性疾病都可参照中医痹证辨证治疗。

［诊断要点］

以四肢大关节走窜疼痛为主，伴重着、酸楚、麻木、关节屈伸不利，或伴有有恶寒、发热等症。病前多有咽痛乳蛾史，或涉水淋雨、久居湿地史。部分患者可有低热、四肢环形红斑或结节性红斑。常见心脏受累。血沉增快，抗链球菌溶血素"O"大于500 单位。

［辨证分型］

1. 行痹（风邪偏胜）

肢体关节肌肉疼痛，游走不定，屈伸不利，或见恶风发热等。舌苔薄白，脉浮。

2. 痛痹（寒邪偏胜）

肢体关节疼痛较剧，遇寒加重，得热痛减，昼轻夜重，关节不能屈伸，痛处不红，触之不热。苔白滑，脉弦紧。

3. 着痹（湿邪偏胜）

肢体关节重着酸痛，痛处固定，下肢为甚，或有肿胀，肌肤麻木，天气阴雨加重。舌苔白腻，脉濡缓。

4. 热痹（热邪偏胜）

起病急骤，关节疼痛，局部红肿灼热，痛不可触，屈伸不利，得冷稍舒。多有发热恶风，多汗，心烦口渴。舌红苔黄，脉滑数。

5. 虚痹（气血两虚）

病程日久，反复不愈，关节疼痛，时轻时重。面黄无华，心悸自汗，头晕乏力。舌质淡、苔薄白，脉濡。

[治疗]

1. 取穴

主穴：阿是穴。上肢关节：颈部夹脊穴、肩髃、曲池、合谷、外关；下肢关节：腰部夹脊穴、环跳、风市、大肠俞、阳陵泉、足三里、内外膝眼、解溪。

配穴：肩关节疼痛加肩髎、臂臑，肘关节疼痛加肘髎、手三里，腕关节疼痛加阳池、阳溪、阳谷，膝关节疼痛加梁丘，踝关节疼痛加太溪、丘墟。风邪偏胜者加血海、八邪、八风，热邪偏胜者加大椎，寒邪偏胜者加命门、关元，湿邪偏胜者加阴陵泉、三阴交，气血两虚者加气海、肝俞、脾俞、肾俞。

2. 操作方法

采用中细火针治疗。其中手足关节阿是穴、八邪、八风用浅点刺法，其余大关节周围穴用深速刺法。配穴可用毫针刺法，以得气为度。热痹用泻法，其中大椎刺 0.8 ~ 1 寸，可加刺络拔罐；行痹浅刺；痛痹深刺。留针 30 分钟，每周 3 次。

3. 要领及注意点

对热痹、久痹可用火针点刺出血，或加刺络拔罐。行痹、痛痹、着痹可加温针灸。新病针浅；久病针深，或用透刺法。

[典型医案]

钱某，女，54 岁。

患风湿性关节炎数年，反复发作，因加重 3 个月于 2011 年 10 月 11 日来诊。肢体关节疼痛较剧，遇寒加重，得热痛减，昼轻夜重。以右腕关节和左髋关节疼痛为著，关节屈伸不利，痛处不红不肿。面黄无华，形体消瘦，饮食无味，心悸自汗，头晕乏力。舌质淡暗，有瘀斑，苔薄白，脉细弦紧。血沉 42mm/h，抗链球菌溶血素"O"600 单位，类风湿因子阴性。辨证为气血亏虚，寒邪瘀血闭阻经脉。火针点刺右外关、阳池、合谷、左居髎、命门、肝脾肾背俞穴、腰椎夹脊穴，肩髃、曲池、阳溪、阳谷、气海、关元、风市、阳陵泉、足三里、内外膝眼、解溪、太冲，毫针刺，补法为主，其中风市、足三里加温针灸。每周治疗3次，2周后疼痛大减，时有窜痛，再加火针点刺血海、八邪、八风，3次后已无明显疼痛，改为每周1次巩固治疗。

[临证备要]

火针最早的适应证即为痹证，《内经》曰："焠刺者，刺燔针取其痹也。"即指用火针治疗风寒湿邪引起的痹证。贺普仁教授在火针治疗上不断突破，对于热痹也常用火针治疗，并取得了较好的临床疗效。

火针具有增强人体阳气，激发经气，调节脏腑功能，使经络通、气血行的功能，故临床用于治疗尪痹顽疾，疗效显著，复发率低。火针针刺阿是穴，直达病所，以其温热之力，散寒祛风、行瘀除湿，使局部血脉通行，经筋得舒。夹脊穴毗邻督脉，以火针刺之可激发阳气，疏通相关经脉。局部取穴和辨证取穴结合，相得益彰。现代研究也证明，火针治疗后，病变部位温度明显升高，可改善局部微循环，调节全身免疫功能，并由此阻止病情发展，改善和消除症状。

有些风湿性关节炎是在患了扁桃体炎、咽喉炎、鼻窦炎、慢性胆囊炎、龋齿等感染性疾病之后而发病的。这是由于人体对这些感染的病原体发生了免疫反应，因此，预防感染和消除体内的感染病灶是很重要的。平时要加强锻炼，增强身体素质，避免风寒湿邪侵袭，注意劳逸结合，饮食有节，起居有常，保持乐观的心理状态，做好这些，有助于防治痹证。

十七、痛风

痛风系由湿浊瘀阻，留滞关节经络，气血不畅所致，以趾、指等关节红肿疼痛，或伴发热等为主要临床表现。西医认为，痛风是人体内嘌呤的新陈代谢发生紊乱，尿酸的合成增加或排出减少，造成高尿酸血症，血尿酸浓度过高时，尿酸以钠盐的形式沉积在关节、软骨和肾脏中，从而引起组织的炎性反应。

[诊断要点]

多以单个趾指关节卒然红肿疼痛，逐渐痛剧如虎咬，昼轻夜甚，反复发作为特点。可伴发热、头痛等症。多见于中老年男子，可有痛风家族史。常因劳累、暴饮暴食、吃高嘌呤食物、饮酒及外感风寒等诱发。初起可单关节发病，以第一跖趾关节为多见。继则足踝、足跟、手指和其他小关节，出现红肿热痛，甚则关节腔可渗液。反复发作后，可伴有关节周围及耳郭、耳轮及趾（指）骨间出现"块瘰"（痛风石）。血尿酸、尿尿酸增高。发作期白细胞总数可增高。必要时做肾 B 超探测、尿常规、肾功能等检查，以了解痛风后肾脏病变情况。X 线摄片检查：可示软骨缘邻近关节的骨质有不整齐的穿凿样圆形缺损。

[辨证分型]

1. 湿热蕴结

下肢小关节卒然红肿热痛、拒按，触之局部灼热，得凉则舒。伴发热口渴，心烦不安，溲黄。舌红、苔黄腻，脉滑数。

2. 瘀热阻滞

关节红肿刺痛，局部肿胀变形，屈伸不利，肌肤色紫暗，按之稍硬，病灶周围或有块瘰硬结，肌肤干燥，皮色暗黧。舌质紫暗或有瘀斑、苔薄黄，脉细涩或沉弦。

3. 痰浊阻滞

关节肿胀，甚则关节周围漫肿，局部酸麻疼痛，或见"块瘰"硬结不红。伴有目眩，面浮足肿，胸院痞闷。舌胖质暗、苔白腻，脉缓或弦滑。

4. 肝肾阴虚

病久屡发，关节痛如被杖，局部关节变形，昼轻夜重，肌肤麻木不仁，步履艰难，筋脉拘急，屈伸不利，头晕耳鸣，颧红口干。舌红少苔，脉弦细或细数。

[治疗]

1. 取穴

主穴：阿是穴、行间、太冲、内庭、陷谷。

配穴：湿热蕴结加丘墟、大都、太白，瘀热阻滞加血海、委中，痰浊阻滞加丰隆、阴陵泉，肝肾阴虚加太溪、三阴交。均取患侧穴。

2. 操作方法

足部腧穴用粗火针，踝关节以上腧穴用细火针。患者取直立位或坐位，双足垂地，在足下垫几层报纸。穴位常规消毒后，将火针烧至通红甚至白亮，对准穴位速刺疾出，深度为 0.2 ~ 0.5 寸。每穴点刺 1 ~ 3 针，足部腧穴以出血为度。每次治疗总出血量控制在 100ml 以内，每周治疗 1 ~ 2 次。针后，嘱患者在 48 小时内保持针孔清洁，24 小时内不要着水。

3. 要领及注意点

火针点刺阿是穴和经穴每穴出血量要尽量多些，这样疗效会高些，最好能到 10ml 以上，但一般不超过 30ml。针刺深者，要严格保持针眼局部洁净。

[典型医案]

李某，男，62 岁。2009 年 10 月 11 日初诊。

主诉：痛风 2 年。2 年前，左足第一跖趾关节突然红肿热痛，查血尿酸高，被某医院诊断为"痛风病"。经服用秋水仙碱、羟基保泰松等药物后症状缓解。但服用秋水仙碱后胃肠不适、腹泻，且每隔 3～5 个月该处肿痛发作一次。查患者右足第一跖趾关节及足背肿胀，肤色紫红。伴有头晕目眩，形体肥胖，胸脘痞闷，舌胖质暗，苔黄腻，脉弦滑。辨证为湿热痰瘀蕴结。遂在患侧痛点、太冲、内庭、大都、太白处用粗火针点刺放血，总计出血量约为 50ml，治疗 3 次后肿痛消失。嘱其调整饮食，戒烟酒，增强运动。随访 1 年未见复发。

[临证备要]

对于"痛风"病名，历代医家均有所论述。元·朱丹溪《格致余论》就曾列痛风专篇，云："痛风者，大率因血受热已自沸腾，其后或涉水或立湿地……寒凉外搏，热血得寒，汗浊凝滞，所以作痛，夜则痛甚，行于阳也。"明·张景岳《景岳全书·脚气》中认为，外是阴寒水湿，今湿邪袭人皮肉筋脉；内由平素肥甘过度，湿壅下焦。寒与湿邪相结，郁而化热，停留肌肤……病变部位红肿潮热，久则骨蚀。清·林佩琴《类症治裁》："痛风，痛痹之一症也……初因风寒湿郁痹阴分，久则化热致痛，至夜更剧。"由上可见，传统中医认为痛风的病机在于风寒湿浊闭阻皮肉筋骨，久则郁而化热而发病。现代医学所说的"痛风"还散见于中医的"痛痹"、"历节"、"脚气"等病症的论述中。

针灸三通法治疗痛风疗效卓著。所选主穴行间、内庭为荥穴，"荥主身热"；太冲、陷谷为输穴，"输主体重节痛"。本病系由湿浊瘀阻，留滞关节经络，郁而化热所致。采用火针放血，一方面"以热引热"、"火郁发之"，郁热之邪可随血而去；另一方面，在肿痛处放血，可迅速祛除"宛陈"之血，起到止痛消肿、化湿除痹的作用。辨证配穴，可治病求本，巩固疗效。

痛风可以由饮食、天气变化如温度气压突变、外伤等多方面因素引发，特别是摄入高嘌呤食物、大量饮酒是引发痛风的主要原因，对此要高度重视。高嘌呤的食物有动物内脏、深颜色的肉类、西式浓肉汤、鸡精、海鲜、鹅肉、部分野生动物、硬壳果（如花生、腰果等）、菜花类、豆苗、笋、豆类等；植物幼芽中嘌呤含量中等，但也不可多食。

十八、痿证

痿证是由邪热伤津，或气阴不足而致经脉失养，以肢体软弱无力、经脉弛缓甚则肌肉萎缩或瘫痪为主要表现的肢体病症。多见于西医学的周围神经病变、脊髓病变、肌萎缩侧束硬化、周期性瘫痪等。

[诊断要点]

1. 肢体经脉弛缓、软弱无为、活动不利，甚则肌肉萎缩、弛纵瘫痪。

2. 可伴有肢体麻木、疼痛，或拘急痉挛；严重者可见排尿障碍、呼吸困难、吞咽无力等。

3. 常有久居湿地、涉水淋雨史，或有不良用药史、家族史。

4. 可结合西医相关疾病做相应理化检查，如有条件应做 CT、核磁共振等。

5. 应注意与痹证、风痱、震颤等鉴别。

[辨证分型]

1. 肺热津伤

发热多汗，热退后突然出现肢体软弱无力，皮肤干燥，心烦口渴，呛咳咽燥，便干，尿短黄。舌质红、苔黄，脉细数。

2. 湿热浸淫

肢体逐渐痿软无力，下肢为重，麻木不仁，或发热，小便赤涩热痛。舌红、苔黄腻，脉濡数。

3. 脾胃虚弱

起病缓慢，渐见下肢痿软无力，时好时差，甚则肌肉萎缩。神倦，气短自汗，食少便溏，面色少华。舌淡、苔白，脉细缓。

4. 瘀阻脉络

四肢痿软，麻木不仁，肌肤甲错，时有拘挛疼痛感。舌质紫暗、苔薄白，脉细涩。

5. 肝肾亏虚

病久肢体痿软不用，肌肉萎缩，形瘦骨立，腰膝酸软，头晕耳鸣，或二便失禁。舌红绛、少苔，脉细数。

[治疗]

1. 取穴

主穴：上肢取肩髃、臂臑、曲池、手三里、合谷、外关；下肢取髀关、伏兔、梁丘、阳陵泉、足三里、上巨虚、下巨虚、解溪、丘墟、太冲。

配穴：肺热津伤加大椎、肺俞、风门、照海，湿热浸淫加阴陵泉、三阴交，脾胃虚弱加中脘、下脘、天枢，瘀阻脉络加委中、血海，肝肾亏虚加关元、肝俞、肾俞。

2. 操作方法

各穴先用火针点刺一遍，再用毫针刺法，虚补实泻。大椎、照海可火针点刺出血，热甚则出血量稍多；委中火针点刺，出尽黑血为止。对于脾胃虚弱型，腹部可加温灸。

3. 要领及注意点

新病针浅，久病针深。新病、体虚者用细火针，久病、体实者用稍粗的火针。注意背部穴火针点刺不可过深，一般 2~3 分深，不超过 0.5 寸。火针点刺，不必拘泥于以上穴位，也不一定每次都取，主要循阳明经取 5 个穴位以上即可。

[**典型医案**]

案一 李某，女，45岁。2011年11月1日初诊。

因白塞综合征常服西药，近5年余逐渐出现双下肢无力、小腿以下麻木、双足发凉，今年天气转凉以来症状明显加重。在他院诊为"药物性神经损伤"，经中药治疗无明显效果，现仍服用激素治疗白塞病。舌质紫暗、苔薄白腻，脉细涩。辨证属瘀血痰湿阻络。中细火针点刺血海、足三里、丰隆、解溪、太冲、八风、丘墟，然后再毫针刺，平补平泻，丰隆温针灸。针刺3次后下肢麻木开始减轻，针灸9次后麻木感退到双踝以下，无力感明显好转，足底仍有凉感。改温针灸涌泉穴，再针5次后凉感明显减轻。巩固治疗3周，每周治疗2次，诸症基本消失。

案二 韩某，男，30岁。

10余年前，因疲劳受凉后出现双下肢不能活动，经检查诊断为"低钾性周期性麻痹"，经输钾症状好转。此后经常反复发作，且伴有双上肢无力。近年来，发作间隔时间越来越短，每周必发1次。舌质红、苔白腻，脉滑。取中脘以毫针行补法，每日治疗1次，每次留针30多分钟。初诊后，当天下肢活动较有力。2诊后，各种症状消失，肌力恢复正常。经随访未复发。

[**临证备要**]

治疗痿证，首先应辨清虚实。凡感受温邪初期，邪热未退，肺热津伤，和湿热浸淫者，多属实证，宜以清热润燥或清利湿热为法。由脾胃虚弱、肝肾阴虚所致者属虚证，宜益气健脾、滋养肝肾。

《素问·痿论》有"治痿独取阳明"之说，认为"阳明者，五脏六腑之海，主润宗筋，宗筋主束骨而利机关也……故阳明虚，则宗筋纵，带脉不引，故足痿不用也"。这是由于肺之津液来源于脾胃，肝肾的精血也有赖于脾胃的运化，若脾胃功能不足，津液精血生化之源匮乏，筋脉失其濡养则肢体痿软，痿证不易恢复。阳明经又多气多血，因此，针灸治疗上宜多取阳明经穴。火针治疗痿证有邪则祛邪，无邪则温通经络、促进气血的运行，因此有较好的治疗效果，尤其是对于难治性痿证，火针较毫针有更好的治疗效果。

痿证包括西医多种难治性疾病，如重症肌无力、肌营养不良症、运动神经元疾病、多发性肌炎及皮肌炎、周期性瘫痪、脊髓空洞症等，明确现代医学的诊断有助于对预后的判断和疗程的安排。

痿证一般需要较长时间的治疗，生活上的调养十分重要。首先要安排好每日的生活秩序，起居有常，不妄作劳。其次要避风寒、防感染，因为伤风感冒会促使疾病的复发或加重。第三，饮食要适宜，各种营养要调配恰当，不能偏食，忌食生、冷、辛、辣性食物，远离烟酒等不良刺激物。第四要适量运动，锻炼身体以增强体质。最后，良好的心态是促进疾病康复的重要因素，因此要多鼓励患者，避免不良的精神刺激。

十九、腹痛

腹痛是指由于各种原因引起的腹腔内外脏器的病变，而表现为腹部的疼痛。腹痛可分为急性与慢性两类。病因极为繁多，包括炎症、肿瘤、出血、梗阻、穿孔、创伤及功能障碍等。本节论述主要针对功能性和轻度炎症类疾患。

［诊断要点］

1. 病史

（1）性别与年龄

儿童腹痛常见的病因是蛔虫症、肠系膜淋巴结炎与肠套叠等；青壮年则多见于溃疡病、肠胃炎、胰腺炎；中老年则多见于胆囊炎、胆结石，此外还需注意胃肠道肿瘤、肝癌与心肌梗死。肾绞痛较多见于男性；卵巢囊肿扭转、黄体囊肿破裂则是妇女急腹症的常见病因；如系育龄期妇女，则应考虑宫外孕。

（2）起病情况

起病隐袭的多见于溃疡病、慢性胆囊炎、肠系膜淋巴结炎等。起病急骤的则多见于急性胃肠炎、食物中毒、胃肠道穿孔、胆道结石、输尿管结石、肠系膜动脉栓塞、卵巢囊肿扭转、肝癌结节破裂、异位妊娠破裂等。发病前曾暴饮暴食或过量脂肪餐的应考虑胆囊炎和胰腺炎的可能。

（3）既往病史

胆绞痛与肾绞痛者以往有类似发作史。有腹腔手术史者考虑肠粘连的可能。有心房纤颤史的则要考虑肠系膜血管栓塞等。

2. 临床表现

（1）腹痛本身的特点

腹痛的部位常提示病变所在，是鉴别诊断的重要因素。不过许多内脏性疼痛常定位模糊，所以，压痛的部位要较病人主观感觉的疼痛的部位更为重要。疼痛的放射部位对诊断也有一定的提示作用，如胆道疾病常有右侧肩背部的放射痛，胰腺炎的疼痛常向左腰部放射，肾绞痛则多向会阴部放射等。

腹痛的程度在一定意义上反映了病情的轻重。一般而言，胃肠道穿孔、肝脾破裂、急性胰腺炎、胆绞痛、肾绞痛等疼痛多较剧烈，而溃疡病、肠系膜淋巴结炎等疼痛相对轻缓。不过疼痛的感觉因人而异，特别是老年人，有时感觉迟钝，如急性阑尾炎甚至直到穿孔时才感腹痛。疼痛的性质大都与程度有关，剧烈的疼痛多被患者描述为刀割样痛、绞痛，而较缓和的痛则可能被描述为酸痛、胀痛，胆道蛔虫症患者的疼痛常被描述为钻顶样痛。

腹痛节律对诊断的提示作用较强，如实质性脏器的病变多表现为持续性痛，中空脏器的病变则多表现为阵发性痛。而持续性疼痛伴阵发性加剧则多见于炎症与梗阻同时存在的情况，如胆囊炎伴胆道梗阻、肠梗阻后期伴腹膜炎等情况。

（2）伴随症状

腹痛的伴随症状在鉴别诊断中甚为重要。伴发热的提示为炎症性病变；伴吐泻的常为食物中毒或胃肠炎，仅伴腹泻的为肠道感染，伴呕吐的可能为胃肠梗阻、胰腺炎；伴黄疸的提示胆道疾病；伴便血的可能是肠套叠、肠系膜血栓形成；伴血尿的可能是输尿管结石；伴腹胀的可能为肠梗阻；伴休克的多为内脏破裂出血、胃肠道穿孔并发腹膜炎等。而上腹痛伴发热、咳嗽等则需考虑有肺炎的可能；上腹痛伴心律失常、血压下降的，则应考虑心肌梗死。

（3）体征

腹部的体征是检查的重点。首先应查明是全腹压痛还是局部压痛。全腹压痛表示病灶弥散，若麦氏点压痛则为阑尾炎的体征。检查压痛时尚需注意有无腹肌紧张与反跳痛。腹肌紧张往往提示为炎症，而反跳痛则表示病变涉及腹膜。无明显压痛，边界较清晰且质地较硬的肿块，提示有肿瘤的可能性。肠套叠、肠扭转闭袢性肠梗阻有时可扪及病变的肠曲。需要注意的是，小儿小肠中的蛔虫团、老人结肠中的粪便也可能被当做"肿块"扪及。

在腹壁上看到胃型、肠型，是幽门梗阻、肠梗阻的典型体征。听到亢进的肠鸣音提示肠梗阻，而肠鸣音消失则提示肠麻痹。

对于下腹部和盆腔的病变，直肠指诊有助于诊断。由于腹外脏器的病变也可引起腹痛，故应检查心、肺状况。体温、脉搏、呼吸、血压反映患者的生命状况，应作为常规检查。腹股沟部位是疝的好发之所，检查中不可忽略。锁骨上淋巴结肿大，可提示腹腔内有肿瘤，体检时要重视。

血、尿、粪的常规检查，血液生化检查，腹腔穿刺液检查，腹部 X 线平片检查，实时超声与 CT 检查，内镜检查，B 超，心电图检查等有助于明确诊断。

[辨证分型]

1. 寒邪内阻

腹痛急暴，遇冷则甚，得温则缓，痛处拒按不显，怕冷，蜷卧，大便或溏薄，或秘结。舌苔薄白，脉弦紧。常因突受寒冷或进食寒冷瓜果引起发作。

2. 中虚脏寒

腹痛绵绵，时作时止，或感挛急，痛处喜按，喜热畏寒，饥饿和疲劳后痛势更甚，大便稀溏，神疲气短。舌淡苔白，脉沉细。

3. 气滞血瘀

以气滞为主者，见脘腹或胁下胀痛，攻窜不定，或牵引少腹，胸闷嗳气，情绪不佳易作，舌苔白，脉细弦。以血瘀为主者，见腹痛如刺，痛处固定不移，腹部胀满，有明显的触痛，经久不愈，舌质紫暗，脉细涩。

4. 湿热积滞

突然腹痛，持续加重，或阵发剧痛，腹部胀满，拒按，口中干苦，大便多秘，或泻而不爽，小溲黄赤，或见身热，胸脘痞闷，呕恶，嗳腐吞酸。舌苔黄腻，脉弦数。

[治疗]

1. 取穴

主穴：中脘、气海、足三里。

配穴：寒邪内阻加神阙、公孙，中虚脏寒加脾俞、胃俞，气滞血瘀加膻中、内关、血海、太冲，湿热积滞加天枢、阳陵泉、阴陵泉、内庭，伤食加内庭。

2. 操作方法

先用中细火针点刺主穴及背俞穴，深度 0.2～0.3 寸，速刺不留针。再用毫针刺其他配穴，虚补实泻，留针 30 分钟，或留针至腹痛明显减轻。阳陵泉可透刺阴陵泉，神阙穴用隔姜灸或其他温灸法。

3. 要领及注意点

火针点刺，每穴 2～3 下，快进快出，痛甚者可稍深刺，但不可穿透腹壁，以免损伤内脏。非急腹症的压痛点也可用火针点刺。

[典型医案]

郭某，男，62 岁。

主诉：右下腹术后疼痛 10 余年。1971 年行阑尾切除手术，1972 年开始感觉右下腹痛，1986 年出现局部反跳痛。每逢劳累或饮食不当后加重，诊为"术后肠粘连"，经中西医多方治疗无效。现症见食欲差，面黄肌瘦。舌淡苔白，脉沉滑。辨证为气滞血瘀。用中粗火针点刺局部阿是穴，刺入 5 分深，速刺不留针。隔日治疗 1 次。复诊时局部疼痛减轻。3 诊时局部疼痛已明显减轻，食欲好转。原法治疗 5 次后腹痛消失，食欲明显好转。

[临证备要]

腹痛是临床常见的症状，由多种疾病引起。中医认为，急性腹痛多因寒邪、湿热、食滞所伤，气分先病，气滞不通，不通则痛，病属实证。慢性腹痛多属内伤，常因病久由气及血，久痛入络，气滞血瘀。其中，气滞血瘀每与寒邪内阻、中虚脏寒证错杂兼见。湿热积滞证多见于外科急腹症，也可见于某些内科疾病。辨证既要区别寒热虚实，又需注意相互之间的关系，重视辨证与辨病相结合，以便采取某些有针对性的处理措施。

中脘是胃之募穴，又是腑会，气海善于调理腹部气机，"肚腹三里留"，故以中脘、气海、足三里为主穴。腹痛原因复杂，故需采用诸多配穴以辨证论治。如属外科急腹症，虽然针灸也有治疗作用，但须密切观察病情变化，如无持续好转，应转外科处理，针灸仍可配合治疗。

对于腹痛的预防，寒痛者平时要注意保温；虚痛者要进食易消化食物，并注意锻炼身体；热痛者忌食肥甘厚味和醇酒辛辣；食积者注意避免暴饮暴食；气滞者要保持心情舒畅。

二十、腹泻

腹泻系因感受外邪，或饮食内伤，致脾失健运，传导失司，以大便次数增多，质稀溏或如水样为主要表现的病症。相当于西医学急、慢性肠炎或肠功能紊乱等疾病。

[诊断要点]

大便稀薄或如水样，次数增多。可伴腹胀、腹痛等症。急性暴泻起病突然，病程短，可伴有恶寒、发热等症。慢性久泻起病缓慢，病程较长，反复发作，时轻时重，饮食不当、受寒凉或情绪变化可诱发。大便常规可见少许红、白细胞，大便培养致病菌阳性或阴性。必要时可做 X 线钡剂灌肠或纤维肠镜检查。

[辨证分型]

1. 寒湿困脾

大便清稀或如水样，腹痛肠鸣，畏寒食少。苔白滑，脉濡缓。

2. 肠道湿热

腹痛即泻，泻下急迫，粪色黄褐秽臭，肛门灼热，可伴有发热。舌红、苔黄腻，脉濡数。

3. 食滞胃肠

腹满胀痛，大便臭如败卵，泻后痛减，纳呆，嗳腐吞酸。舌苔垢或厚腻，脉滑。

4. 肝气郁滞

腹痛肠鸣泄泻，每因情志不畅而发，泻后痛缓。舌质红、苔薄白，脉弦。

5. 脾气亏虚

大便溏薄，夹有不消化食物，稍进油腻则便次增多，伴有神疲乏力。舌质淡、苔薄白，脉细。

6. 肾阳亏虚

晨起泄泻，大便夹有不消化食物，脐腹冷痛，喜暖，形寒肢冷。舌淡胖、苔白，脉沉细。

[治疗]

1. 取穴

主穴：长强、天枢、阴陵泉。

配穴：寒湿困脾加水分、神阙，肠道湿热加曲池、内庭，食滞胃肠加上巨虚、公孙，肝气郁滞加太冲，脾气亏虚加足三里、三阴交，肾阳亏虚加肾俞、命门、关元。

2. 操作方法

已选腧穴常规消毒，点燃酒精灯，右手持火针，用酒精灯的外焰将针烧至红白，点刺以上主穴，迅速拔出，并用消毒干棉球按压针孔片刻。长强穴针刺 0.5 寸，沿尾骨前壁斜刺，不可朝直肠深刺；天枢穴针刺0.2～0.3 寸；阴陵泉针刺 0.5 寸。神阙用隔姜灸或其他灸，内庭穴可用火针点刺放血法。余配穴或用火针点刺，深度较毫针刺法略浅；或用毫针刺法也可，虚补实泻。

3. 要领及注意点

火针点刺长强穴治疗腹泻有很好的疗效，但比较痛，对于畏痛者或腹泻不甚者，不用长强穴也可取效。火针点刺长强和内庭穴前要严格消毒，针刺后要注意局部保洁，以防污染引起感染。

[典型医案]

周某，男，44 岁。2011 年 6 月 14 日初诊。

有慢性溃疡性结肠炎病史数年，时好时犯，近 1 周来因疲劳和饮食不慎导致肠炎复发，服中药数剂效不明显。现腹泻日行 7~8 次，晨起为甚，脐腹冷痛，稀便、夹有不消化食物，神疲乏力，情绪低落，形寒肢冷。舌淡胖、苔白，脉沉细。辨证为脾肾阳虚。火针点刺天枢、阴陵泉，温针灸足三里、三阴交，毫针刺太冲，治疗 2 次，腹泻停止，再巩固治疗 1 次。

[临证备要]

中医认为，脾虚湿盛是腹泻发病的关键。急性暴泻多因湿盛伤脾，或食滞生湿，壅滞中焦，脾不能运，肠胃不和，水谷清浊不分所致，病属实证。慢性久泻多为脾虚生湿，健运无权，或在脾虚的基础上，因肝气乘脾，或肾阳不能助脾腐熟水谷所致，病属虚证或虚实夹杂证。

火针能健脾胜湿，是治疗腹泻的较好方法。长强位于肛门附近，是督脉与足少阳经、足少阴经的交会穴，并为督脉络穴。火针点刺长强穴是贺普仁教授治疗腹泻的经验穴。天枢为大肠募穴，善于调理各种肠腑疾病。阴陵泉是脾经合穴，擅长健脾利湿。根据辨证加用配穴可提高疗效。

腹泻发病初期，饮食应以能保证营养而又不加重胃肠道负担为原则，一般宜选择清淡的流质饮食，如浓米汤、淡果汁和面汤等。恶心呕吐者要暂时禁食，脱水过多者需要输液治疗，注意保持水、电解质的平衡。缓解期排便次数减少后可进食少油的肉汤、牛奶、豆浆、蛋花汤、蔬菜汁等流质饮食。以后逐渐进清淡、少油、少渣的半流质饮食乃至正常饮食。

严重的急性腹泻和慢性腹泻要查明病因，尤其要注意排除结核、肿瘤等恶性病变。

二十一、便秘

便秘系因气阴不足，或燥热内结，腑气不畅所致，是以排便间隔时间延长、大便干结难解为主要临床表现的病症。这里主要指功能性便秘。

[诊断要点]

排便时间延长，2天以上1次，粪便干燥坚硬。重者大便艰难，干燥如栗，可伴少腹胀急、神倦乏力、胃纳减退等症。排除肠道器质性病变。

[辨证分型]

1. 肠道实热

大便干结，腹部胀满，按之作痛，口干或口臭。舌苔黄燥，脉滑实。

2. 肠道气滞

大便不畅，欲解不得，甚则少腹作胀，嗳气频作。苔白，脉细弦。

3. 脾虚气弱

大便干结如栗，临厕无力努挣，挣则汗出气短，面色㿠白，神疲气怯。舌淡、苔薄白，脉弱。

4. 脾肾阳虚

大便秘结，面色萎黄无华，时作眩晕、心悸，甚则少腹冷痛，小便清长，畏寒肢冷。舌质淡、苔白润，脉沉迟。

5. 阴虚肠燥

大便干结，状如羊屎，口干少津，神疲纳差。舌红、苔少，脉细小数。

[治疗]

1. 取穴

主穴：天枢。

配穴：肠道实热加曲池、丰隆、内庭，肠道气滞加中脘、气海，脾虚气弱加足三里、丰隆，脾肾阳虚加关元，阴虚肠燥加支沟、照海。

2. 操作方法

已选腧穴常规消毒，点燃酒精灯，右手持火针，用酒精灯的外焰将针烧至红白，点刺腧穴约 0.2 ~ 0.5 寸，迅速拔出，并用消毒干棉球按压针孔片刻。对顽固性便秘，可用毫针深刺天枢穴 2 ~ 3 寸。

3. 要领及注意点

消瘦者，火针点刺腹部穴位深 0.2 ~ 0.3 寸。天枢穴深刺要谨慎，一般在排除肠溃疡、肠粘连、肠梗阻、脾大等疾病后方可使用，进针要缓慢。

[典型医案]

赵某，男，71 岁。

骨科住院病人，针灸科会诊治疗腰椎间盘突出所致腰腿痛。2011 年 7 月某日，患者诉便秘 5 天，问能否针灸一下。患者形体肥胖，平素畏寒肢冷，易便秘，但大便不干，时作眩晕、心悸，夜尿频。舌质淡暗、苔白润，脉沉迟。以火针点刺天枢、关元，深约 5 分，再以毫针针刺腰腿痛穴。次日患者告之，昨日起针后不久即解大便。

[临证备要]

便秘虽属大肠传导失常，但和脾、胃、肝、肾等脏的功能失调有关。病理性质上有寒、热、虚实之别。针灸是治疗便秘的适宜方法。火针虽不常用于便秘，但也有较好疗效。天枢为大肠募穴，善调肠腑，为通便要穴。《千金方》《针灸大成》等书记载针刺丰隆可治"大小便涩难"；《玉龙赋》曰："照海、支沟，通大便之秘。"此数穴均常用于治疗便秘。曲池、内庭，善清胃肠邪热；中脘、气海、足三里均可补气导滞；关元补肾温阳，可振奋肠道，促进通便。针灸滋阴之力不足，对阴虚肠燥引起的便秘可加中药调理。

便秘多由不良生活习惯所导致，因此养成良好的生活习惯是防止便秘的最好方法。首先是通过饮食调节来防治大便秘结，主食不要太过精细，要多吃些粗粮和杂粮，因为它们经过消化后残渣较多，可以增加对肠管的刺激，利于大便运行；副食要注意多食含纤维素多的蔬菜，因为纤维素不易被消化吸收，残渣量多，可增加肠管内容积，提高肠管内压力，增加肠蠕动。多喝水可预防大便干燥，晨起后喝一杯水有轻度通便作用。多食含脂肪多的食品也有利于通便，但要注意避免高脂血症。其次要养成良好的定时排便的习惯，如果经常拖延和改变大便时间，可使排便反射减弱，引起便秘。最后要积极锻炼身体，适当的文体活动可使胃肠活动增强，膈肌、腹肌、肛门括约肌也可得到锻炼，这样就提高了排便动力。

二十二、淋证

以小便频急、淋沥不尽、尿道涩痛、小腹拘急、痛引腰腹为主要表现者，中医称为淋证。本病包括西医的泌尿系统急慢性感染、结石，急慢性前列腺炎，乳糜尿等。

[诊断要点]

1. 小便频急、淋沥涩痛、小腹拘急、腰部酸痛为各种淋证的主症，是诊断淋证的主要依据。根据各种淋证的不同临床特征，确定不同的淋证。

2. 病久或反复发作后，常伴有低热、腰痛、小腹坠胀、疲劳等症。

3. 多见于已婚女性，每因疲劳、情志变化、感受外邪而诱发。

4. 结合有关检查，如尿常规、尿细菌培养、X 线腹部摄片、肾盂造影、B 超、膀胱镜等，可明确诊断。

[辨证分型]

1. 热淋

小便短数，灼热刺痛，溺色黄赤，少腹拘急胀痛，或有寒热、口苦、呕恶，或有腰痛拒按，或有大便秘结。苔黄腻，脉滑数。

2. 石淋

尿中时夹砂石，小便艰涩，或排尿时突然中断，尿道窘迫疼痛，少腹拘急，或腰腹绞痛难忍，尿中带血，舌红、苔薄黄，脉弦或带数。若痛久砂石不去，可伴见面色少华，精神委顿，少气乏力，舌淡边有齿印，脉细而弱；或腰腹隐痛，手足心热，舌红少苔，脉细数。

3. 气淋

实证表现为小便涩滞，淋沥不宣，少腹满痛，苔薄白，脉多沉弦。虚证表现为少腹坠胀，尿有余沥，面色白，舌质淡，脉虚细无力。

4. 血淋

实证表现为小便热涩刺痛，尿色深红，或夹有血块、血条，小腹胀满疼痛，或见心烦，苔黄，脉滑数。虚证表现为尿色淡红，尿痛涩滞不显著，腰酸膝软，神疲乏力。舌淡红，脉细数。

5. 膏淋

实证表现为小便浑浊如米泔水，置之沉淀如絮状，上有浮油如脂，或夹有凝块，或混有血液，尿道热涩疼痛，舌红，苔黄腻，脉虚数。虚证表现为病久不已，反复发作，淋出如脂，涩痛反见减轻，但形体日渐消瘦，头昏无力，腰酸膝软，舌淡，苔腻，脉细弱无力。

6. 劳淋

小便不甚赤涩，但淋沥不已，时作时止，遇劳即发，腰酸膝软，神疲乏力。舌质淡，脉虚弱。

［治疗］

1. 取穴

主穴：中极、阴陵泉、膀胱俞。

配穴：热淋加大赫、行间，石淋加京门、委阳、然谷、中封，气淋加蠡沟、水道，血淋加血海、三阴交、隐白，膏淋加肾俞、水泉，劳淋加肾俞、足三里、三阴交。

2. 操作方法

先用中细火针点刺主穴及背俞穴，深度 0.2～0.5 寸，速刺不留针。再用毫针刺中极和其他配穴，虚补实泻，留针 30 分钟。症状较重者可阴陵泉透刺阳陵泉，虚证可加灸。

3. 要领及注意点

新病针浅，久病针深。新病、体虚者用细火针，久病、体实者用稍粗的火针。本病比较顽固，症状消失后仍需巩固治疗一段时间，以防病情反复。

［典型医案］

田某，女，49 岁。2011 年 5 月 9 日初诊。

尿频、尿痛 2 周，在他院诊为尿路感染，服抗生素治疗后稍有好转，仍感尿频、尿急，尿血（＋）。既往有反复尿路感染、尿血病史，遇劳则发。伴有腰酸膝软，神疲乏力，食欲不佳、头痛、头晕，舌淡红，脉细。要求针灸治疗。诊为劳淋、血淋，属脾肾两亏，气不摄血。细火针点刺中极、阴陵泉、肾俞、水泉，毫针刺百会、气海、关元、中极、气穴、足三里、隐白，温针灸三阴交。针灸 5 次后，尿频、尿急明显减轻，尿血转阴，其他症状减轻，再巩固治疗 3 次，尿频、尿急基本消除。此后，因头颈痛常来针灸治疗，偶有尿频，再针上穴取效，无尿血现象发生。

[临证备要]

针灸治疗，重在辨别虚实和病位。一般来说，淋证初起以及急性发作阶段，证候属实，以膀胱湿热、砂石结聚、气滞不利为主；久病多虚，病在脾肾，以脾虚、肾虚、气阴两虚为主。同一淋证，由于受各种因素的影响，病机又有虚实的不同，如同一气淋，既有实证，又有虚证，实证缘于气滞不利，虚证缘于气虚下陷，一虚一实，迥然有别。又如同一血淋，由于湿热下注，热盛伤络者属实；由于阴虚火旺，扰动阴血，或中气下陷，气不摄血者属虚。再如热淋经过治疗，有时湿热尚未尽除，又出现肾阴不足或气阴两伤等虚实并见的证候。石淋日久亦可伤及正气，阴血亏耗，而表现为气血俱虚的证候。

火针治疗，虚实皆宜，实则"以热引热"，祛邪通络，虚则温阳扶正，助膀胱气化功能，唯刺激量有所不同。虚则刺激量小，以微微鼓舞正气，温通经络；实则刺激量大，以强力振奋正气，疏利气机、迫邪外泄。而毫针则根据虚实状况采用不同的补泻手法。中极位于小腹任脉上，是膀胱的募穴，配膀胱俞是俞募相配，为治疗脏腑病的常用配穴方法，阴陵泉是脾经的合穴，善于健脾利湿，三者合用可疏理膀胱气机、祛邪利湿，故同为主穴。淋证病因繁多，故需针对不同的病机配用不同的腧穴、采取不同的手法来治疗才能取得较好的效果。

淋证的预防十分重要。平时要锻炼身体增强体质，防止情志内伤。防止和消除各种外邪入侵和湿热内生的有关因素，如忍尿、过食肥甘辛辣之品、纵欲过劳、外阴不洁等。妇女尤应注意妊娠及产后卫生。积极治疗消渴等疾患，避免不必要的、粗糙的导尿及泌尿道器械操作。治疗期间多饮水，禁房事，注意休息，有助于早日恢复健康。

二十三、高血压

高血压，是指在静息状态下动脉收缩压和/或舒张压增高（≥140/90mmHg）。高血压病是指原发性高血压，早期可无任何症状，一般有头痛、头晕、乏力等表现，中晚期常伴有脂肪和糖代谢紊乱以及心、脑、肾和视网膜等器官的功能性或器质性改变。本病的辨证论治可参照中医学的头痛、眩晕等病。

[诊断要点]

《中国高血压防治指南》参考了《1999 年 WHO/ISH 高血压指南》，将 18 岁以上成人的血压，按不同水平进行分类：

理想血压：＜120/80mmHg。

正常血压：＜130/85mmHg。

正常高值：（130～139）／（85～89） mmHg

1 级高血压：（140～159）／（90～99） mmHg

2 级高血压：（160～179）／（100～109） mmHg

3 级高血压：≥180/110mmHg

单纯收缩期高血压：收缩压≥140，舒张压＜90mmHg。

患者收缩压与舒张压属不同级别时，应按两者中较高的级别分类。

[辨证分型]

1. 肝火亢盛

眩晕，头痛，目赤，口苦，烦躁，便秘，尿赤。舌红苔黄，脉弦数。

2. 阴虚阳亢

眩晕，头痛，腰膝酸软，耳鸣健忘，五心烦热，心悸失眠。

舌红苔薄，脉弦细数。

3. 阴阳两虚

眩晕，头痛，耳鸣，心悸，动则气急，腰酸腿软，失眠多梦，筋惕肉𥆧。舌淡或红、苔白，脉细弦。

4. 痰湿壅盛

眩晕，头痛，头重，胸闷，心悸，食欲不振，呕恶痰涎。舌苔白腻，脉滑。

5. 脾肺气虚

动则气短，心悸自汗，眩晕，畏风怕冷，面色不华，或有肢体麻木，食少便溏，血压不稳。舌淡苔白，脉缓无力。

[治疗]

1. 取穴

主穴：四神聪、石门、关元。

配穴：肝火亢盛加太阳、行间，阴虚阳亢加三阴交、太溪，阴阳两虚加足三里、三阴交，痰湿壅盛加中脘、丰隆，脾肺气虚加太渊、足三里。

2. 操作方法

先用中粗火针点刺主穴，深度 0.2～0.3 寸，速刺不留针。再用毫针刺其他配穴，虚补实泻，留针 30 分钟。虚证患者点刺四神聪时不求出血，顺其自然，实证患者务必点刺出血。

3. 要领及注意点

火针点刺每穴 2～3 下，快进快出。四神聪的出血量应根据病情而定，血压高者出血量多，甚至让血色由暗变红再止住或等其自尽为度。

[典型医案]

王某，男，54 岁。2010 年 4 月 21 日初诊。

既往有高血压、脑梗死病史，常因头晕、走路不稳来针灸。

这次因聚餐疲劳、情绪不佳血压突然升高，达180/110mmHg，头晕加重，走路不稳，摔倒2次，自服降压0号，日2片，血压不降。伴头痛，耳鸣，心悸，动则气急，腰酸腿软，左肩臂、小腿发凉，筋惕肉瞤。舌质暗舌尖红、苔白，脉细弦数。辨证为阴阳两虚，虚阳上亢，瘀血阻络。火针点刺四神聪少许出血，点刺石门、关元及肩臂小腿发凉之处。毫针刺百会、风池、神庭、太阳、曲池、太冲，温针灸足三里、三阴交，留针30分钟，起针后血压降至150/100mmHg，头晕症状明显减轻。降压药改为氨氯地平，每日1片。次日来诊时血压160/100mmHg，仍感头晕，继续以上治疗，血压降至140/100mmHg，头晕再减轻。3诊时，血压为140/95mmHg，稍头晕。针灸5次后，血压稳定在（130～140）／（85～95）mmHg之间，晨起或疲劳后仍时感头晕。

［临证备要］

本病多因肝肾阴亏，阴不敛阳，肝阳上亢；或情志内伤，肝郁化火；或素体阳盛，肝火上亢；或脾不健运，生湿酿痰，遇肝阳风动夹痰上扰而发。久病则阴损及阳，虚阳上亢，上热下寒。凡此种种，均可导致高血压，出现头痛、头晕等症状。高血压之病，多属本虚标实之证，阳亢于上，阴亏于下，或阴阳皆亏于下。治疗此病应先治其标，肝平阳潜，血压自然下降。

贺普仁教授善用三棱针速刺四神聪放血治疗高血压，有平肝降逆、清泄肝火的作用。我们用火针代替三棱针，发现同样有较好的降压效果，且有一定的持续作用，更可以防止感染。火针点刺石门、关元可以"引火归元"，并有补肾固本的作用，合四神聪标本兼治，故共为主穴。临床上，我们还可用火针点刺或温针灸肾经井穴涌泉，同样有引火归元的作用，对高血压并有足寒的患者更为适宜。其他配穴对症治疗，有治病求本的意义。

火针对阳亢有较好的治疗作用，但滋阴之力相对不足，可配合中药调理。针灸对早期高血压或血压突然升高者有较好的治疗作用，对中晚期高血压一般需服用西药降压，但针灸治疗可缓解高血压引起的症状以及减少西药用药量。

对于继发性高血压，一定要查明原因，治疗好原发病血压自然会下降。

长期紧张及不良情绪是引发高血压的主要原因，因此，一定要调节好自己的情绪，对于心理压力要学会及时释放。体育运动就是释放精神压力的有效方法之一，因此，要经常参加体育锻炼，以保持身心平衡。吸烟也会升高血压，大量饮酒可导致动脉硬化，加重高血压，因此，高血压患者要戒烟限酒。

第二章　外科、骨伤科病症

○　○　○

一、肉瘿

肉瘿多因情志内伤，痰浊凝结，聚而成块，发于颈前一侧或两侧，柔软而圆，如肉之团，能随吞咽动作而上下移动，发展缓慢。相当于甲状腺腺瘤（囊肿）。

[诊断要点]

1. 瘿囊内肿块呈圆形，表面光滑，随吞咽上下移动，无疼痛和压痛。并发出血时，肿块可迅速增大，伴有胀痛。

2. 肿块增大时，可有呼吸困难、吞咽困难、声音嘶哑等压迫症状。

3. 本病多见于青中年妇女。

4. 超声波检查及同位素扫描有助诊断。

5. 检查血清三碘甲状腺原胺酸（T_3）、血清四碘甲状腺原胺酸（T_4）及促甲状腺素（TSH）可了解甲状腺功能。

[辨证分型]

1. 气滞痰凝

颈部肿块，不红、不热、不痛、随吞咽上下移动，可有呼吸不畅或吞咽不利。一般无明显全身症状。苔薄腻，脉弦滑。

2. 阴虚痰凝

局部症状同上。性情急躁，易怒，怕热，易汗，口苦，心悸，失眠，多梦，手颤，善食，消瘦，月经不调。舌红、苔薄，脉弦。

[治疗]

1. 取穴

主穴：阿是穴、天突。

配穴：气滞痰凝加丰隆、太冲、内关，阴虚痰凝加曲池、照海、行间。

2. 操作方法

以中粗火针速刺局部，散刺法，点刺不留针，进针达肿物的2/3处。余穴用毫针刺之，照海一般用补法，若阴虚火旺可用泻法，或点刺出血，其他穴均用泻法，曲池透刺臂臑。

3. 要领及注意点

开始治疗时用细火针点刺，无不良反应后可改成中粗火针，注意进针深度，避免伤及周围血管、神经。畏火针者也可用毫针刺阿是穴，即在瘤体边缘围刺4～6针，针尖斜向瘤体中心，正中直刺1针，得气后行小幅度提插捻转泻法，留针30分钟。

[典型医案]

患者，女，32岁，工人。2008年1月6日初诊。

患者自述半年来因家庭琐事，心中郁闷，前2日无意中扪及结喉左侧有一肿块，去某医院检查，诊断为"甲状腺腺瘤"，患者担心药物治疗副作用较大，遂来针灸科治疗。现症：结喉左侧有一肿块如花生米大，胸闷，急躁易怒，纳可，梦多，二便正常。舌淡苔黄腻，脉弦滑。辨证为气滞痰凝型。火针点刺阿是穴，配穴均用泻法，留针30分钟，每周治疗2次，共治疗1个月肿块消失。

[临证备要]

本病的发生主要原因是情志抑郁，肝失条达，导致气滞血瘿；或忧思郁怒，肝旺侮土，脾失健运，痰浊内生；或因肝郁蕴热，化火伤阴，炼津为痰，而成肉瘿。故该病为气滞、痰凝、瘀血凝结颈部而成。其治疗原则为疏通经络、调整气血、散结消肿。

火针具有温通的作用，可以通经活血、化痰软坚、散结消瘿。天突穴为任脉穴，善于理肺气、化痰浊。丰隆为足阳明经的络穴，可调理脾胃、蠲化痰浊。太冲疏肝理气，内关是手厥阴心包经的络穴，针刺该穴可宽胸理气。行间为肝经荥穴，泻肝火。曲池、臂臑均为手阳明大肠经的腧穴，该经多气多血，且大肠经支脉循颈部，"经脉所过，主治所及"，所以曲池透臂臑，可调和气血、清热散结。肾足少阴之脉，其直者"从肾上贯肝、膈，入肺中，循喉咙，挟舌本"，取照海有益肾滋阴、泻火散结之效。

患者应保持心情舒畅，避免忧思郁怒，定期检查肿块大小、硬度、活动度，早期发现恶变的征兆，及时手术治疗。地方性甲状腺肿、甲状腺炎等甲状腺增大性疾病在针对致病因素治疗的同时可参考本病的治疗。

二、瘰疬

瘰疬，亦名鼠瘘、鼠疮、老鼠疮等，是一种慢性化脓性疾病。多发生在颈部、耳后，也有的缠绕颈项，延及锁骨上窝、胸部和腋下。以结核累累成串、溃后脓出清稀、疮口经久不愈为特征。现代医学称为淋巴结结核。以儿童及青年多见。

[诊断要点]

1. 初起颈部一侧或两侧有单个或多个核状肿块，推之可移，皮色不变，亦不疼痛。随着病情发展，核块与皮肤粘连，有轻度疼痛。

2. 化脓时皮色转为暗红，肿块变软，脓肿破溃后脓液稀薄，夹有败絮样物。疮口潜行，久不愈合，可形窦道。

3. 可有肺痨病史或肺痨接触史。

4. 结核菌素试验强阳性，血沉增快。病理活检可助诊断。

[辨证分型]

1. 气滞痰凝

多见于瘰疬初期，肿块坚实，无明显全身症状。苔薄腻，脉弦滑。

2. 阴虚火旺

核块逐渐增大，与皮肤粘连，皮色转暗红。午后潮热，夜间盗汗。舌红、少苔，脉细数。

3. 气血两虚

疮口脓出清稀，夹有败絮样物，形体消瘦，精神倦怠，面色无华。舌淡质嫩、苔薄，脉细。

[治疗]

1. 取穴

主穴：阿是穴、肘尖、曲池透臂臑。

配穴：气滞痰凝加列缺、太冲、丰隆，阴虚火旺加肩井、照海、行间，气血两虚加膏肓、膈俞、肝俞、足三里。

2. 操作方法

早期以中粗火针速刺，点刺不留针，每次选1～2个结节，每个结节在其中心及四周点刺3～5针，深度视结节肿块大小而定。日久成脓后，以粗火针速刺，点刺结节波动处，使脓水尽出，可加用拔火罐。破溃后，以中粗火针在疮口周围行围刺法，不留针。列缺、太冲、丰隆、肩井、照海、行间用泻法，膏肓、膈俞、肝俞、足三里用补法。曲池透臂臑：将芒针斜刺进曲池穴，深0.5～1.0cm，然后将针退至皮下，使针卧倒，沿皮下朝臂臑穴透刺，行捻转补泻法，或用刮针柄法，以患者有胀、沉重感或热胀感为宜。

3. 要领及注意点

运用深速刺法时，必须将针烧至白亮，退针要快而有力。颈部血管较为丰富，治疗时应注意避开，出针后宜用干棉球按压针孔，防止出血和血肿形成。针刺不宜过深，以免伤及其他组织器官。

[典型医案]

张某，男，31 岁。

1 年前，患者左颈部长一硬结，初如黄豆粒大小，渐至状如核桃，疼痛、发胀，大约 4cm×4cm，周围有散在大小不等硬结数枚。曾在某医院检查诊断为"颈淋巴结结核"。按之压痛明显，推之可移动。因用链霉素过敏，故西药治疗疗效不显著。望之面色黄，体瘦，舌苔白、舌质淡，脉细。辨证为正气不足，肝郁不舒，痰湿不化，痰气凝结。刺法：以火针点刺病灶结核 5 针，隔日 1 次。针治 2 个月，结核消失，痊愈。

[临证备要]

瘰疬多因肝郁气滞，痰湿凝聚，痰火凝结，或素体阴虚，肺肾亏虚，虚火内炽而致。临床表现为颈部一侧或两侧有多个大小不等的肿大淋巴结，一般位于胸锁乳突肌的前、后缘。小部分病人可有低热、盗汗、食欲不振、消瘦等症状。

火针对颈淋巴结结核具有独特的疗效。火针迅速刺入人体的一定部位，可以温经散寒、可调和气血、逐瘀散结、祛腐生肌。肘尖为经外奇穴，常用于治疗瘰疬、痈疽、疔疮等外科感染性疾病。曲池透臂臑，可调和肺与大肠经气血、泻热解毒消肿。北京市中医院已故名医王乐亭，曾用六寸金针曲池透臂臑治愈了大量瘰疬患者，由此获得了"金针王乐亭"的美誉。

本病初期应明确诊断，特别要注意口腔、鼻咽部等恶性肿瘤转移到颈部的肿块与该病相鉴别。转移瘤坚硬如石，形如堆栗，表面高低不平，推之固定不移。在本病治疗初期，可结合挑刺肩胛下方、脊柱两旁的结核点（略高于皮肤，色红指压不褪色），可缩短治疗时间，并可治疗其他部位的虚劳病变。患者平日应保持心情舒畅，劳逸结合，合理膳食，忌服辛燥食物，锻炼身体，防止感染结核杆菌。

三、落枕

落枕又称失枕、颈部伤筋，是指一侧项背部肌肉痉挛、酸痛、僵硬，颈部活动受限的一种疾病。

[诊断要点]

1. 一般无外伤史，多因睡眠姿势不良或感受风寒后所致。

2. 急性发病，睡眠后一侧颈部出现疼痛、酸胀，可向上肢或背部放射，活动不利，活动时伤侧疼痛加剧，严重者头部歪向病侧。

3. 患侧常有颈肌痉挛，胸锁乳突肌、斜方肌、大小菱形肌及肩胛提肌等处压痛，在肌肉紧张处可触及肿块和条索状改变。

[辨证分型]

1. 瘀滞型

晨起颈项疼痛，活动不利，活动时患侧疼痛加剧，头部歪向病侧，局部有明显压痛点，有时可见筋结。舌紫暗，脉弦紧。

2. 风寒型

颈项背部强痛，拘紧麻木。可兼有恶风、微发热、头痛等表证。舌淡、苔薄白，脉弦紧。

[治疗]

1. 取穴

主穴：阿是穴、听宫。

配穴：瘀滞型加悬钟、手三里，风寒型加养老、风池。

2. 操作方法

以中粗火针点刺阿是穴 2~3 处，每穴可连续点刺 2~3 下。毫针直刺听宫穴 1 寸，毫针直刺悬钟穴 1.5~1.8 寸，直刺养老 1 寸，用强或中等刺激量，得气后留针 10 分钟，留针期间宜间断运针，并嘱患者左右旋转颈部，手三里、风池等配穴均采用泻法。

3. 要领及注意点

阿是穴为压痛最明显处或患者在颈部活动时的自觉痛点、活动阻滞点。火针点刺时注意经筋组织的厚薄，以防刺深伤及血管、神经，注意肺部附近深刺可造成气胸。

[**典型病案**]

李某，男，32 岁。2009 年 3 月 20 日初诊。

患者当日晨起突感颈部活动受限，左侧颈肩部疼痛明显，头向左侧倾斜时疼痛加剧。检查：左侧颈项肌痉挛，压痛明显，头颈部呈强迫左斜颈位。无外伤病史及其他病史。舌暗苔薄白，脉弦紧。诊为落枕（风寒型）。按上法治疗 1 次而愈。

[**临证备要**]

落枕病因主要有两个方面：一是肌肉扭伤，如夜间睡眠姿势不良，头颈长时间处于过度偏转的位置；或因睡眠时枕头不合适，使头颈处于过伸或过屈状态，引起颈部一侧肌肉紧张，气血运行不畅。二是感受风寒，如睡眠时受寒，盛夏贪凉，使颈背部气血凝滞。两者均可导致筋络痹阻，使颈部僵硬疼痛、动作不利。

火针点刺阿是穴可疏通局部气血，迅速缓解肌肉痉挛。听宫是贺普仁教授常用的独特穴位，该穴属于手太阳小肠经，并与手足少阳经交会，此三经循行均经过颈肩部，故可治疗本病。

悬钟属胆经，《灵枢·经络》说："足少阳之筋……颈维筋急。"悬钟穴是足少阳经与阳维脉交会穴，有较强的疏通经络作用，主治头项强痛、肩背疼痛。手三里是手阳明大肠经的腧穴，阳明为多气多血之经，针刺该穴可调畅气血、疏通经脉。养老是手太阳经的郄穴，善于通经止痛，可用于手太阳经脉循行所过之处的急性疼痛，养老与外关穴相近，均有疏散外风的作用。风池属足少阳胆经，有较强的祛风作用，也是治疗颈部疾患的局部要穴。

为预防本病的发生，患者平日应调整好枕头的高度、软硬度及睡眠姿势。注意颈部的保暖，特别是天气炎热时，不要将颈部长时间对着电风扇吹，不可睡在有"穿堂风"的地方。但如果落枕症状反复发作或长时间不愈，则应考虑颈椎病的存在，应根据症状，做相应的检查，以便及早发现、治疗。另外，对于有外伤病史的患者，或患有风湿性关节炎、强直性脊柱炎，以及 6～13 岁儿童患有急性扁桃体炎、咽喉炎、急性乳突炎者，如果出现颈部疼痛及活动受限、强迫斜颈位，应行 X 线检查，排除齿状突后移或环椎脱位、半脱位。

四、颈椎病

颈椎病又称颈椎综合征，是颈椎骨关节炎、增生性颈椎炎、颈神经根综合征、颈椎间盘脱出症的总称，是一种以退行性病理改变为基础的疾患。主要临床症状：一侧或双侧颈肩痛、颈僵硬、上肢无力酸痛或手麻；头痛或眩晕；耳鸣伴视力减退或视物旋转，恶心，呕吐；或肠胃功能紊乱，胸闷，心悸；或在突然转头时发生猝倒等。颈椎病属中医学"骨痹"、"筋痹"、"眩晕"、"颈肩痛"等范畴。随着人类工作方式的改变，颈椎病的发病率明显提高，并呈现年轻化的发病趋势。

[诊断要点]

1. 有慢性劳损或外伤史；或有颈椎先天性畸形、颈椎退行性病变。

2. 多发于40岁以上中年人，尤其是长期低头工作者或习惯于长时间看电视、用电脑者，往往呈慢性发病。

3. 颈、肩、背疼痛，头痛、头晕，颈部板硬，上肢麻木。

4. 颈部活动功能受限，病变颈椎棘突、患侧肩胛骨内上角常有压痛，可摸到条索状硬结，可有上肢肌力减弱和肌肉萎缩，臂丛牵拉试验阳性，压头试验阳性。

5. X线正位摄片显示：钩椎关节增生，张口位可有齿状突偏歪；侧位摄片显示：颈椎曲度变直，椎间隙变窄，有骨质增生或韧带钙化；斜位摄片可见椎间孔变小。CT及核磁共振检查对定性定位诊断有意义。

[辨证分型]

1. 中医证候分类

（1）风寒湿型

颈、肩、上肢串痛麻木，以痛为主，头有沉重感，颈部僵硬、活动不利，恶寒畏风。舌淡红、苔薄白，脉弦紧。

（2）气滞血瘀

颈肩部、上肢刺痛，痛处固定，伴有肢体麻木。舌质暗，脉弦。

（3）痰湿阻络

头晕目眩，头重如裹，四肢麻木不仁，纳呆。舌暗红、苔厚腻，脉弦滑。

（4）肝肾不足

眩晕头痛，耳鸣耳聋，失眠多梦，肢体麻木，面红目赤。舌红少津，脉弦。

（5）气血亏虚

头晕目眩，面色苍白，心悸气短，四肢麻木，倦怠乏力。舌淡苔少，脉细弱。

2. 病理分型

（1）颈型

枕颈部痛，颈活动受限，颈肌僵硬，有相应压痛点。

X 线片示：颈椎生理弧度在病变节段有改变。

（2）神经根型

颈痛伴上肢放射痛，颈后伸时加重，受压神经根皮肤节段分布区感觉减弱，腱反射异常，肌萎缩，肌力减退，颈活动受限，牵拉试验、压头试验阳性。

X 线片示：椎体增生，钩椎关节增生明显，椎间隙变窄，椎间孔变小。CT 可见椎体后赘生物及神经根管变窄。

（3）脊髓型

早期可见下肢发紧，步态不稳，如履沙滩；晚期可见一侧下肢或四肢瘫痪，二便失禁或尿潴留。受压脊髓节段以下感觉障碍，肌张力增高，反射亢进，椎体束征阳性。

X 线片示：椎间隙狭窄，椎体后缘增生较严重并突入椎管。CT、核磁共振检查示：椎管变窄，椎体后缘增生物或椎间盘膨出压迫脊髓。

（4）椎动脉型

头痛，眩晕，耳鸣，耳聋，视物不清，有体位性猝倒，颈椎侧弯后伸时，症状加重。

X 线片示：横突间距变小，钩椎关节增生。CT 检查显示：左右横突孔大小不对称，一侧相对狭窄。椎动脉造影显示：椎动脉迂曲、变细或完全梗阻。

（5）交感神经型

眼睑无力，视物模糊，瞳孔扩大，眼窝胀痛，流泪，头痛，偏头痛，头晕，枕颈痛，心动过速或过缓，心前区痛，血压增高，四肢凉或手指发红发热，一侧肢体多汗或少汗等。

X 线片示：钩椎关节增生，椎间孔变狭窄，颈椎生理弧度改变或有不同程度错位。椎动脉造影显示：有受压现象。

[治疗]

1. 取穴

主穴：阿是穴（压痛点常在颈夹脊、肩胛内缘、肩井、天宗、曲垣、手三里、昆仑、悬钟等部位）、大椎。

配穴：风寒湿型加风池、天宗、外关、丰隆，气滞血瘀型配膈俞、悬钟，痰湿中阻型配中院、丰隆、内关，肝肾不足型配肝俞、肾俞、大杼，气血亏虚型配足三里、三阴交、气海。

神经根型和颈型：多选取落枕穴、后溪、列缺、手三里、尺泽、小海等穴位；脊髓型：多选取悬钟、昆仑、足三里、阳陵泉、肾俞、大杼等穴位；椎动脉型：加风池、百会、内关；交感型：症状较复杂、散乱，可根据具体症状加穴。

2. 操作方法

阿是穴、大椎、天宗，用中等火针，置酒精灯上，将针身的前部烧透至白，对准穴位，速刺疾出，刺入深度为 0.3～0.5 寸，出针后用消毒干棉球重按针眼片刻。大椎也可刺络拔罐。诸配穴以患侧为主，用平补平泻手法，留针 20～30 分钟。

3. 要领及注意点

掌握好进针深度，以防伤及临近的神经、血管组织及肺脏。针颈部穴位时针感以向肩背部下传为宜，针上肢穴位时针感以向下传导为宜。

[**典型医案**]

女性患者，40 岁，公交司机。2008 年 9 月初诊。

患者 3 年前出现右侧颈肩痛，头转侧欠利，时有手指麻木，休息减轻，劳累加重。近 10 天来，因连续上班，症状加重，遂来我院治疗。症见：右颈肩、上肢酸痛沉重，活动尚可，手指麻木，患肢上举方能缓解，无头晕目眩，纳可。舌暗红、边有瘀点，脉沉涩。查体：脊柱居中，颈曲变浅，第 4、第 5 颈椎棘突压痛，颈旁肌肉有条索状硬结。臂丛牵拉试验阳性。

西医诊断：颈椎病（神经根型）。

中医诊断：痹证（气血亏虚，瘀阻脉络）。

治疗方法：以补益气血、化瘀通络为治则，在第 4、第 5 颈椎棘突及颈肌压痛点、天宗穴行火针点刺。大椎刺络拔罐。取肩髃、曲池、养老、合谷穴，平补平泻，患者可有针下酸麻胀重感，针感向下传导。针刺昆仑穴，用泻法，足三里、气海用补法。治疗 12 次后痊愈。

[**临证备要**]

颈椎病在中医学中主要散见于"痹证"、"眩晕"、"颈肩痛"等范畴。病因病机为肝肾两虚，气血不足，营卫失调，风寒湿邪乘虚而入，气血瘀滞，致筋脉、脑髓失养，表现为头、颈、肢体、内脏等一系列复杂的证候。

颈椎病病位在颈，有多条经络分布。以循行于项部的足太阳膀胱经、督脉、手少阳三焦经及足少阳胆经对颈椎病的影响最大。治疗时取颈夹脊或其他阿是穴直接作用于病变部位以疏通筋脉、调畅气血，缓解局部肌肉痉挛。大椎穴为督脉经穴，为手足三阳、督脉之会，刺络放血能疏通督脉及六阳经之气，使经脉畅通，精血上荣于脑。天宗穴针感能穿过肩胛，传导到小指，故对臂痛及上肢麻痹疗效较佳。诸配穴可外散风寒湿邪气、内补气血阴阳不足。火针具有温经散寒、通经活络的作用，既有针刺之功，又有温灸之效，加强了对经络的疏通作用，通过温热作用达到散风祛邪、疏通气血、滋养脑络、通络止痛的目的。本法特别适合于风寒湿型颈椎病。从现代医学角度讲，火针能直接刺激病位，迅速消除或改善局部组织水肿、充血、渗出、缺血等病理变化，从而加快循环、促进代谢，使受损组织和神经功能恢复，达到治愈该病的目的。

颈椎病是一种常见病，有多种致病因素，日常生活要注意预防颈椎病的发生。如纠正不良的体位和睡眠姿势，避免颈部外伤和受凉，加强颈部肌肉的锻炼，学会颈部保健体操，调整自我的工作、生活、心理状态，可以减少颈椎病的发生。

临床以颈型、神经根型颈椎病最为常见，此二型用火针治疗效果很好。对其他类型的颈椎病可结合眼针、腹针、耳针等微针方法以提高疗效。对症状较重又不愿接受手术治疗的患者，特别是脊髓型颈椎病者，可短时间行保守治疗，如病情无好转，则建议其手术治疗。

要注意与下列疾病的鉴别诊断：颈椎结核、颈椎肿瘤、胸廓出口综合征（与神经根型颈椎病鉴别）；脊髓空洞症、脊髓肿瘤（与脊髓型颈椎病鉴别）；美尼尔综合征、体位性眩晕、位置性低血压、小脑肿瘤（与椎动脉型颈椎病鉴别）。

五、肩凝症（肩关节周围炎）

肩凝症，主要临床表现为肩关节疼痛和活动受限。急性期疼痛较剧烈，可放射到颈部或上臂，夜间疼痛加重；后期可造成关节粘连，活动受限。中医又称"漏肩风"、"五十肩"和"冻结肩"等，西医称之为肩关节周围炎，简称肩周炎。肩周炎常常继发于钙化性肌腱炎、粘连性肩峰下滑囊炎、肱二头肌肌腱炎、冈上肌肌腱炎、撞击综合征、肩袖损伤撕裂等。

【诊断要点】

1. 慢性劳损，外伤筋骨，气血不足复受风寒湿邪侵袭所致。

2. 好发年龄在 50 岁左右，女性发病率高于男性，右肩多于左肩，多见于体力劳动者，多为慢性发病。

3. 肩周疼痛，以夜间为甚，常因天气变化及劳累而诱发，肩关节活动功能障碍。

4. 肩部肌肉萎缩，肩前、后、外侧均有压痛，外展功能受限明显，出现典型的"扛肩"现象。

5. X 线检查多为阴性，病程久者可见骨质疏松。

【辨证分型】

1. 风寒湿型

肩部串痛，遇风寒痛增，得温痛缓，畏风恶寒，或肩部有沉重感。舌质淡、苔薄白或腻，脉弦滑或弦紧。

2. 瘀滞型

肩部肿胀，疼痛拒按，以夜间为甚。舌质暗或有瘀斑、舌苔白或薄黄，脉弦或细涩。

3. 气血虚型

肩部酸痛，劳累后疼痛加重，伴头晕目眩，气短懒言，心悸失眠，四肢乏力。舌质淡、苔少或白，脉细弱或沉。

[治疗]

1. 取穴

主穴：听宫、条口、阿是穴。

配穴：风寒湿型加风池、外关、阴陵泉，瘀滞型加血海、膈俞，气血两虚型加足三里、脾俞、关元。

2. 操作方法

听宫毫针直刺 1 寸；条口毫针深刺透承山穴，捻转提插使之得气，同时活动患肩，操作 3 ~ 5 分钟后出针；阿是穴及配穴可用火针点刺，深度 0.5 寸左右；背俞穴点刺深度小于 0.3 寸，或用毫针常规刺法，虚补实泻。

治疗重点为火针点刺阿是穴。方法：在患肩肱二头肌上方及三角肌前后缘部寻找压痛点，做好标记，常规消毒。用中、粗火针对准做好标记的敏感点速刺疾出。一般每次针 3 ~ 6 个点，进针 0.5 ~ 1 寸深，不留针。每周治疗 2 次。

3. 要领及注意点

阿是穴应包括活动痛点、自觉痛点、压痛点等部位。火针治疗后局部当日不宜接触水，针后第二天加强功能锻炼。疼痛重、体质强、肥胖者用较粗火针、针刺较深，反之，则用较细火针、针刺较浅。

[典型医案]

朱某，男，65 岁。

4 年前出现左肩部酸、沉、痛感，后逐渐加重，患肩有撕裂样痛，尤以夜间为重。疼痛常牵涉颈部、肩胛、上臂三角肌及前臂背侧，不能做提物及梳头动作，穿衣困难。患肩活动范围明显受限，特别是外展、上举时症状加重。经过其他方法治疗，症状有所缓解，但疼痛、关节受限无明显改善。局部检查：左肩部三角肌萎缩，尤以后外缘为重，肩部肌肉僵硬，呈条索状结节，以左肩前内侧缘为重，一触即痛。左肩关节功能障碍，上举为120°、抬肩 60°、后伸 25°，左手不能辅助进食及梳头。X 线检查无特殊发现。诊断：肩关节周围炎。治疗：在左肩内上缘及三角肌外缘上部找到 4 处敏感点，常规消毒后，用火针速刺。术后嘱病人 5 日内不洗澡，第二天开始功能锻炼。每隔 7 日针 1 次，共治疗 4 次后，疼痛消失，功能恢复正常。随访 3 年未复发。

[临证备要]

肩凝症的致病因素很多，众多病因致经脉痹阻，气血不行，经筋失养而导致本病的发生。肩关节疼痛及活动受限为其主症。中医理论认为，人身之气血喜温而恶寒，寒则凝聚不通，温则流而通之。火针疗法具有温经通络、行气活血的功效，火针治疗肩凝症可助阳散寒、除湿散结、温经通络，使之气行血活，从而达到治病的目的。肩凝症是火针最适宜治疗的病症之一，贺普仁教授早年发掘火针疗法，就是从肩凝症等病的治疗开始的。

听宫穴为手足少阳、手太阳之会穴，贺普仁教授善用此穴疏通上焦气血。条口透承山是治疗肩凝症的经验效穴，也是贺老的常用穴，可调动阳明经气血、鼓舞中焦脾胃之气，以濡筋骨、利关节。

运用火针针刺阿是穴的方法治疗本病体现了《素问·调经论》中"病在筋，调之筋，病在骨，调之骨，燔针劫刺"及《灵枢·经筋》中"治在燔针劫刺，以知为数，以痛为输"的治疗思想。用火针直接刺激反应点，有显著的温经通络、行气活血、祛风散寒的功用，可达到"通则不痛"、扶正祛邪、恢复正常功能的目的。再加辨证配穴以进一步提高疗效。

火针治疗该病有很好的临床疗效，特别是对于风寒湿型、阳气虚弱型效果更佳。但有糖尿病史的患者应慎用火针。临床治疗该病要及时明确诊断，与颈椎病、糖尿病、肩部肿瘤、肺部肿瘤、结核等引起的肩痛，以及心、肺、胆道等疾病发生的肩部牵涉痛相鉴别。患病期间注意肩部保暖，同时避免肩部负重及过度劳累，患者要积极配合功能锻炼，同时对健侧肩也要积极预防本病的发生。

六、背肌筋膜炎

背肌筋膜炎属中医"痹证"范畴。中医多责之于外感风寒湿邪或外伤、劳损等所致经络痹阻不通、气血凝滞不畅，不通则痛，日久则肌筋挛缩，僵硬成结。临床以肩背部疼痛、酸痛，局部肌肉变硬，有时可触及硬结或条索状物等为主要表现。

[诊断要点]

1. 可有外伤后治疗不当、劳损或外感风寒等病史。

2. 多发于中老年人，好发于两肩胛之间，以体力劳动者多见。

3. 背部酸痛，肌肉僵硬发板，有沉重感，疼痛常与天气变化有关，阴雨天及劳累后可使症状加重。

4. 背部有固定压痛点或压痛较为广泛。背部肌肉僵硬，沿骶棘肌行走方向常可触到条索状改变。腰背功能活动大多正常，X线摄片检查无阳性征。

[辨证分型]

1. 风寒湿袭

背痛板滞，后项、肩部牵拉性疼痛，甚者痛引上臂，伴恶寒怕冷。舌淡苔白，脉弦紧。

2. 气血凝滞

晨起背部板硬刺痛，活动后减轻。舌暗，脉涩。

3. 气血亏虚

肩背隐痛，时轻时重，劳累后疼痛加剧，休息后缓解。舌淡苔少，脉细弱。

[治疗]

1. 取穴

主穴：阿是穴（痛点、痛性结节、条索状改变组织）、大椎、至阳。

配穴：风寒湿袭型加昆仑、秉风、风门，气血凝滞型加膈俞、血海、委中，气血亏虚型加足三里、三阴交。

2. 操作方法

令患者俯卧床上，全身放松，充分暴露治疗部位，寻找压痛点、条索状物及结节处，用指甲划痕标记并消毒。酒精灯尽量靠近预刺穴位。将针烧红，迅速点刺划痕处。

3. 要领及注意点

针体和穴位皮肤垂直，点刺速度要快，针后以皮肤平整无突起为佳。点刺要达到一定的深度（视肌肉丰厚度而定），针刺后速用消毒干棉球按压针孔处，以减轻不适。每次点刺 3～5 处，每穴点刺 2～3 针，疼痛部位较广者可适当多刺。当日禁止擦洗针孔以防感染。3 日治疗 1 次，3 次为一疗程。患者体位要舒适，切忌针刺时乱动，避开表浅血管；针刺背部，不可过深，以免损伤脏器。有风寒湿邪者可加拔火罐。

[典型医案]

高某，女，53 岁。2010 年 5 月 18 日初诊。

主诉：右侧肩背酸痛沉重 3 个月。患者 3 个月前感觉右侧肩背酸痛沉重，恶寒，劳累或着凉后加重，得热痛减。自服芬必得、外用麝香壮骨膏后，症状未见明显好转。查体：肩胛骨内上角、肩胛骨内缘压痛，局部有条索状物，曲垣、天宗穴压痛明显。给予以上各穴火针点刺 2～3 下，昆仑、秉风、风门，毫针泻法。经 5 次治疗后症状消失。

[临证备要]

背肌筋膜炎为无菌性炎症，根据经络学说经筋理论，病在经筋，属于中医"筋痹"范畴。《素问·痹论》云："风、寒、湿三气杂至，合而为痹也。"《灵枢·经筋》对经筋病症提出了"以知为数、以痛为俞"的治疗方法。中医学认为，本病是由于风、寒、湿邪侵袭，留滞肌肉筋膜，引起肌筋拘挛，经络阻闭，气血运行不畅而致，故本病的治疗，应以局部治疗为重点，以舒筋通络、祛风散寒除湿、活血化瘀为主。

火针具有疏通经脉、散寒除湿、温经壮阳之作用，使局部得以温煦，气血得以运行，筋脉肌肤得养。督脉为阳脉之海，火针点刺大椎、至阳可助阳散寒、除湿、调气活血。该病为慢性劳损性疾病，久病必有瘀，膈俞（为血会）、委中（为血郄）、血海为治血要穴，故常用该数穴，以活血行气。昆仑为足太阳膀胱经的经穴，针刺之可调整背部的经气，再加其他配穴共奏舒筋通络、祛风散寒除湿、活血化瘀之功。

《灵枢·寿夭刚柔论》云："久痹不去身者，视其血络，尽其血。"临床可配合三棱针点刺血络放血。寻找血络不要局限在背部，也要注意下肢膀胱经循行部位，如委中等穴位处，或在阿是穴刺络拔罐，可提高疗效。

平日应进行适度锻炼，加强颈肩腰背肌功能。改变不良的工作姿势、生活习惯，如长时间伏案工作，躺在床上看电视，长时间玩电脑、打牌、打麻将等。

临床上诊断时不要轻易下结论，首先要除外颈椎病、腰椎间盘突出症等脊椎病变，并与心、肺、胆囊等内脏牵涉性疼痛相鉴别。

七、肘劳

肘劳即网球肘，起病较缓慢，初起时为偶感劳累后肘外侧疼痛，渐进性加重，肘关节活动障碍。中医学又称其为"肘痹或肘部伤筋"，现代医学称为肱骨外上髁炎。

[诊断要点]

1. 多见于特殊工种或职业，如砖瓦工、网球运动员或有肘部损伤病史者。

2. 肘外侧疼痛，疼痛呈持续渐进性发展。做拧衣服、扫地、端壶倒水等动作时疼痛加重，常因疼痛而致前臂无力，握力减弱，甚至持物落地，休息时疼痛明显减轻或消失。

3. 肱骨外上髁处压痛明显，前臂伸肌群紧张试验阳性，伸肌群抗阻试验阳性。

[辨证分型]

1. 风寒阻络

肘部酸痛麻木、屈伸不利，遇寒加重，得温痛缓。舌苔薄白或白滑，脉弦紧或浮紧。

2. 湿热内蕴

肘外侧疼痛，有热感，局部压痛明显，活动后疼痛减轻，伴口渴不欲饮。舌苔黄腻，脉濡数。

3. 气血亏虚

起病时间较长，肘部酸痛反复发作，提物无力，肘外侧压痛，喜按喜揉，并见少气懒言，面色苍白。舌淡苔白，脉沉细。

[治疗]

1. 取穴

主穴：阿是穴、陷谷。

配穴：风寒阻络加外关、合谷，湿热内蕴加曲池、阳陵泉透刺阴陵泉，气血亏虚加足三里、手三里等。

2. 操作方法

取患者压痛最明显处，即阿是穴作一标记，位置确定后，嘱患者不要移动。常规消毒，用中粗火针，速刺法，点刺不留针，根据痛点部位和疼痛程度点刺 3～5 下。嘱患者当日针孔不着水，以防感染。陷谷穴直刺 3～5 分，较强刺激，使局部得气明显。足三里、手三里用补法，其他配穴用泻法。

3. 要领及注意点

首先要找准压痛点，让患者肘伸直、握拳、屈腕，然后将前臂旋前，使前臂伸肌腱牵拉，寻找压痛点。因肘部有多个血管及神经的分支，故操作时一定要掌握好针刺的深度，避开血管、神经。

[典型医案]

刘某，女，48 岁。2008 年 10 月 10 日初诊。

主诉：右侧肘关节酸痛 2 个月，逐渐加重。右肘活动受限，提物困难，肘部怕冷。令右肘伸直紧握拳，使其前臂被动旋前，疼痛明显加重，确诊为肘劳，属风寒阻络型。曾经用骨痛贴、麝香壮骨膏外贴，以及局部封闭等方法治疗，症状未见明显减轻。治疗：取右外上髁压痛点，火针点刺 3 下，毫针刺陷谷、外关、合谷穴。10 月 17 日复诊：患者诉治疗后当晚肘部疼痛减轻，手臂屈伸、内外旋影响不大。按原法施治。10 月 24 日三诊：右肘部疼痛基本消失，活动如常，肘部不怕冷，巩固治疗 1 次。2009 年 3 月，因其他病来诊，肘劳未见复发。

[临证备要]

本病多因慢性积累性劳损，使患处气血虚弱，血不荣筋，筋骨失于濡养，或偶感风寒，筋脉痹阻，而导致发病。疼痛部位均在肘外侧，部位明确。

以阿是穴、陷谷为主穴，治疗该病疗效显著。"网球肘"属中医的"肘痹"范畴，痹者，不通也。用火针针刺阿是穴以直达病所，温通经络，通则不痛，是治标之法。刺陷谷穴治疗网球肘是北京市中医院针灸科于书庄老中医的经验，贺普仁教授的经验是刺冲阳穴，经比较，两者效果相近，但陷谷穴针刺痛感较冲阳穴轻。两者均属足阳明胃经穴，阳明经多气多血，脾胃为后天之本、气血生化之源，又主肌肉，故取陷谷或冲阳以养气血、濡筋肌，是治本之法。

本病多由肘腕慢性劳损所致，患者平素不要使前臂过度劳累，注意休息及局部保暖。

八、腕劳

腕劳属中医学"筋痹"的范畴，多因感受风寒湿邪、过度劳累、跌打损伤所致。临床特点为受累肌腱疼痛、肿胀，活动受限。常见有桡骨茎突狭窄性腱鞘炎、手指屈肌腱鞘炎等。

[诊断要点]

1. 病史：外伤或慢性劳损史。

2. 症状：受累肌腱一般在活动时疼痛、肿胀，活动受限。

3. 体征：当肌腱在腱鞘内活动时有摩擦音。沿着肌腱有程度不同的压痛，这种压痛可相当剧烈，使患部因疼痛失去活动能力。

桡骨茎突狭窄性腱鞘炎：握拳尺侧偏试验阳性。

手指屈肌腱鞘炎：指伸屈活动困难，有弹响或交锁现象。

4. 影像学检查：X线检查偶可见肌腱及其腱鞘有钙质沉积。

[辨证分型]

1. 风寒滞筋

局部沉重、疼痛、活动受限，畏风恶寒，遇寒加重，得热痛缓。舌苔薄白或白腻，脉弦或紧。

2. 筋脉瘀滞

局部刺痛、拒按，夜间痛甚，筋脉拘急，伸屈艰难，局部可有筋结，触之痛剧。舌紫暗或有瘀斑，脉弦或细涩。

[治疗]

1. 取穴

主穴：阿是穴（压痛点）、阳溪、列缺。

配穴：风寒滞筋型加外关、合谷，筋脉瘀滞型加血海、足三里、阳陵泉。

2. 操作方法

血海、足三里、阳陵泉用毫针针刺，平补平泻，留针 20 分钟。用手指甲按压找准其他穴位中心及患部明显压痛点，然后把火针用酒精灯烧红，快速点刺。3 天 1 次，5 次为一疗程。

3. 要领及注意点

本病属筋病，火针点刺达及病所即可，勿用力过猛伤及骨膜、神经及血管。病人当日勿洗澡，避免局部感染。

[典型医案]

刘某，女，30 岁。1995 年 3 月 25 日初诊。

主诉：右腕部疼痛 1 周。患者 1 周前因局部外受风寒出现右腕部疼痛，症状逐渐加重，平日不能提枕头或暖水瓶等稍重物品。检查：右手桡骨茎突处压痛明显，握拳尺侧偏试验阳性，右侧腕关节 X 线正侧位片未见异常。诊断为桡骨茎突狭窄性腱鞘炎。当日予以火针治疗，点刺阳溪、外关、列缺、阿是穴。治疗 1 疗程后，疼痛明显减轻，但仍觉右腕部轻微疼痛，腕关节活动较自如。再经 2 次治疗后，疼痛消失，腕关节活动灵活。

[临证备要]

腕劳是以手腕部的腱鞘受到风寒、外伤、劳损伤及经筋，气血运行不畅所致，属于中医学"筋痹"范畴。以受损腱鞘局部活动受限、肿痛或向患肢放射为主要症状。是临床常见疾病。

火针治疗通过借助火力和温热刺激，以达到温阳祛寒、疏通气血、濡养筋脉的治疗目的，属温通疗法的范围。局部取穴有调气血、祛风利湿、活血化瘀、通络止痛之功效。针刺血海可活血化瘀；针刺足三里可补气养血、濡养筋脉；阳陵泉为筋会，主治筋病。

在治疗的同时，应减少手指的活动，使局部得到休息，患者可在家配合艾条灸患部或热敷。为防止本病复发，平日做家务时，要注意手指、手腕的正确姿势，不要过度弯曲或后伸，提拿物品不要过重。另外，长期使用电脑的人，不要连续长时间操作电脑，每工作 0.5~1 小时，停下来活动手腕几分钟，运动手部肌肉，恢复血液循环；还要调节鼠标和键盘的位置，勿使手腕过于弯曲。不要频繁用手机发短信、写微博。总之要防止出现"鼠标手"、"键盘手"等实属腱鞘炎症状的发生。

对于症状较重的患者，可配合运用局部封闭、小针刀治疗或手术疗法。

九、胶瘤

胶瘤，为发于关节和腱鞘附近的圆球状囊型肿物，多数患者无不适感觉，少数有局部压痛、酸痛。好发于腕背、足背、腘窝等处。现代医学称为腱鞘囊肿。

[诊断要点]

1. 有外伤史或慢性劳损史。

2. 可发生于任何年龄，以青、中年多见，女性多于男性。

3. 好发于腕背及腕掌面的桡侧、掌指关节的掌侧面、足背动脉附近等处。

4. 主要症状为局部肿块，缓慢发生或偶然发现，局部酸胀不适，握物或按压时可有痛感。

5. 体征：肿块大小不等，小如米粒，大如乒乓球。半球形，光滑，与皮肤无粘连，但附着于深处的组织，活动性较小，有囊性感。

[辨证分型]

1. 气滞型

症多为初起，肿块柔软可推动，时大时小，局部可有疼痛或胀感。舌红，脉弦。

2. 瘀结型

多有反复发作病史，肿块较小而硬，可硬似软骨，患肢可有不同程度的活动功能障碍。舌红质暗，脉滑弦。

[治疗]

1. 取穴

主穴：阿是穴。

配穴：气滞型配丰隆、合谷、太冲，瘀结型配血海、三阴交。

2. 操作方法

将气滞型患者的病变关节的位置调节至囊内压最高状态，术者以左手拇指和食指各压一消毒棉球在囊肿左右，压夹挤紧，使囊肿固定，然后用2.5%的碘伏自内向外消毒囊顶皮肤，用75%的酒精同法脱碘。右手持粗火针用酒精灯烧红，对准囊肿最高处迅速刺入囊腔，有落空感即拔出火针，迅速用手指挤压囊壁周围，把囊内胶冻状囊液挤净。火针眼涂上烫伤膏，用纱布垫压在囊上，并用胶布加压固定，5~7天后取下敷料。

对于瘀结型患者，从肿块中心针向肿块底部，并在肿块四周围刺。

两型配穴均用泻法。

3. 要领及注意点

火针点刺时，一定要穿破囊壁，使囊液尽出。一些患者有多个囊腔，1周后用同法继续治疗，以防再次针刺挤压囊壁时使前一针孔感染。

[典型医案]

赵某，女，23岁。

主诉：右腕背出现圆形包块伴轻微疼痛半年余。患者半年前无意中发现右腕背有一圆形包块，不甚痛，故不曾就医，之后包块逐渐增大，压之稍感疼痛，遂来就诊。检查：右手腕背中指伸肌腱处可触及一大小约1cm的囊性包块，表面光滑，不与皮肤粘连，基底不固定，橡皮样硬度，轻度压痛。诊断：右手腕背腱鞘囊肿。予上法治疗 1 次，1 周后取掉敷料，针眼愈合，囊性包块消失痊愈。随访 3 个月未复发。

[临证备要]

中医认为，本病由劳伤筋脉，或寒湿侵犯，致使经脉阻滞，气血运行失畅而致郁结，筋膜肌腱失其濡养而导致关节囊或腱鞘发生黏液性或脓液状变性而成本病。

用火针以外来之火资助内生之火——阳气，以增强推动气血运行之动力，温散结聚，排除黏液，故囊肿得治。应属"温通"、"强通"结合运用。

平日应避免关节过度活动、反复持重、经久站立等，以防劳伤经筋导致本病发生。

十、腰腿痛

腰腿痛是临床常见病症之一，临床表现为腰部或臀部及下肢部疼痛，转侧不利，坐立时不能直腰，劳累及遇寒时加重，病情严重时，疼痛剧烈，活动受限，甚至不能活动，或伴有下肢发凉，甚至肌肉萎缩。疼痛部位或在脊中，或在一侧，或两侧俱痛，或在腿部。包括现代医学中的慢性腰肌劳损、腰椎间盘突出症、梨状肌综合征、腰三横突综合征等疾病。腰腿痛多因扭闪外伤、慢性劳损及感受风寒湿邪所致，是临床疼痛疾病的常见症状。隋代巢元方的《诸病源候论》指出，该病与肾虚、风邪入侵有密切关系。

[诊断要点]

1. 一侧或两侧腰痛，或伴下肢疼痛。或痛势绵绵，或时作时止，遇劳则剧，得逸则缓，按之则减；或痛处固定，胀痛不适；或如锥刺，按之痛甚。

2. 具有腰部感受外邪、外伤、劳损等病史。

3. 需排除腰椎骨折、肿瘤、结核等腰椎骨本身的病变；需排除内脏器质性病变引起的腰腿痛，如肾盂肾炎、肾结石、盆腔炎、子宫肌瘤、胰腺癌等。

[辨证分型]

1. 寒湿侵袭

腰部重痛，酸麻或拘急不可俯仰，或痛连臀腘部，逢阴雨寒冷则疼痛加剧。舌苔白腻，脉沉缓或沉濡。

2. 闪挫血瘀

腰痛如刺，痛有定处，痛处拒按或疼痛以夜间为甚，轻则俯仰不便，重则卧床不起。舌质紫暗或有瘀斑，脉涩。

3. 肾虚劳损

腰腿部疼痛以酸软为主，喜按喜揉，腿膝无力，遇劳更甚，坐卧则痛减，常反复发作，缠绵不休。偏阳虚者，则伴少腹拘急，面色白，手足不温，舌质淡，脉沉细；偏阴虚者，则伴有头昏，耳鸣，心烦失眠，口燥咽干，面色潮红，手足心热，舌质红，脉细数。

[治疗]

1. 取穴

主穴：大肠俞、阿是穴、环跳、委中。

配穴：寒湿侵袭型配腰阳关、命门、风市、昆仑，闪挫血瘀型配穴参"扭伤"一节，肾阴虚型配复溜、太溪，肾阳虚型配命门、肾俞。

2. 操作方法

主穴以中粗火针速刺，点刺不留针，深2~5分；寻找最痛点或在疼痛部位附近寻找血管怒张或弯曲的部位，火针点刺放血，视血量多少可辅助拔火罐，令瘀血（黑血）尽出。配穴根据情况，或用火针刺，或用毫针刺，以得气为佳。环跳穴芒针深刺，使麻感或触电感下窜至足部，但针感不可过于强烈。

3. 要领及注意点

有部分患者，经过几次治疗，腰痛明显缓解，唯留小腿外侧疼痛、麻木不减，可用火针散刺，或加拔火罐，以强通局部气血。对于足外侧麻木者，可在足窍阴及至阴穴放血，以畅达经水之源。若腰腿疼痛明显减轻，但觉踝部行走时无力，可点刺局部穴位，如解溪、丘墟、昆仑、商丘等穴。病久肢寒者加灸法。

[典型医案]

郭某，女，47 岁。2011 年 6 月 6 日初诊。

腰部重痛酸麻 4 年，伴右下肢放射性疼痛，弯腰时酸痛尤甚。诊前因劳累复感风寒，症状加重，腰部拘急强直不可俯仰，连及右小腿外侧及足外侧，疼痛、麻木，卧床时转侧艰难，咳嗽或排便时疼痛加重。腰部 CT 检查：第 5 腰椎至第 1 骶椎椎间盘突出。诊见患者舌苔白腻，脉沉缓，证属寒湿腰痛。遂用焠刺以温经散寒化湿，取穴肾俞、大肠俞、阿是穴、命门、腰阳关、委中，针后即感腰部松软，疼痛大减。按此法共治疗 15 次，临床症状消失，功能活动恢复正常。

[临证备要]

腰腿痛可由多种原因引起，究其主因不外乎风寒侵袭、经脉痹阻，气滞血瘀、经脉不畅（包括跌仆外伤），精血亏虚、经脉失养等几个方面。因腰为肾之府，肾藏精主骨，肝藏血主筋，肾充则骨强，肝充则筋健，因而腰腿活动自如。反之，则易发生腰腿痛。故在治疗腰腿痛时，以祛风散寒、行气活血、补益肝肾为治疗法则。

火针借火热之力，通过灼烙人体腧穴腠理，达到温通经络、祛风散寒、行气活血的作用。取大肠俞、委中、昆仑穴，属循经取穴，可疏通足太阳经气。环跳一穴通二经，可迅速疏通足太阳膀胱经和足少阳胆经，是治疗下肢疼痛不利的要穴。风市善于祛风散湿。选用阿是穴，火针可直达病所，能温散凝滞之邪，有迅速止痛之效。取命门、腰阳关，可助阳散寒化湿，是治疗寒湿腰痛之要穴。复溜、太溪补肾，为肾虚腰痛必选穴位。通过采用上述穴位施行焠刺，可强力温通经脉，"通则不痛"。由此可见，腰腿痛是火针治疗的优势病种。

腰腿痛是一种常见的临床综合征。内科、外科、骨伤科、神经科、肿瘤科疾病均可引起腰腿痛。一定要根据临床表现及理化检查鉴别诊断。临床症状严重，影响睡眠的可加用安神定志的穴位，如百会、内关、风池等，神宁则痛轻，即所谓"心寂则痛微"。以上治法对实证患者取效迅速，对病程较长者应注意补气血、养神明，可仰卧位取四神聪、本神、足三里、关元、气海、合谷、太冲等穴，也可结合腹针，全方位调畅气血、养血柔筋。

本病在针灸治疗的同时可配合中药调理。部分患者配合牵引、推拿、理疗等外治法，可缩短疗程，提高疗效。

治疗期间患者应注意休息，患部注意保暖。不可强力举重，不可负重久行，注意避免跌、仆、闪、挫。

十一、扭伤

扭伤是多由剧烈运动或负重持重时姿势不当，或不慎跌仆、牵拉和过度扭转等原因，引起某一部位的皮肉筋脉受损，以致经络不通，经气运行受阻，气血壅滞局部而成。也有因于肌肉的不适当使用或过度疲劳者。临床主要表现为损伤部位疼痛肿胀、活动受限、皮色紫青，多发于腰、踝、膝、肩、腕、肘、髋等部位。

[诊断要点]

1. 使用扭伤肌肉会产生疼痛并无法运动到位。

2. 皮肤产生瘀血、擦伤。

3. 扭伤局部肿胀青紫、疼痛难忍、功能障碍。

诊断应排除骨折或关节脱臼。

[辨证分型]

根据临床表现及损伤时间的长短分新伤与陈旧伤两种。

1. 新伤

局部微肿，肌肉压痛较轻，重伤则局部红肿高耸、关节屈伸不利。

2. 陈旧伤

病史较久，肿胀不明显，疼痛持续，常因风寒湿邪，或因劳累过度而反复发作。

辨经：根据扭伤部位的经络所在，辨清扭伤属于何经。如急性腰扭伤，脊椎正中扭伤为伤在督脉，一侧或两侧腰部扭伤为伤在足太阳经。

[治疗]

1. 取穴

以受伤局部腧穴为主。

（1）主穴

新伤：患处对侧相应点。

陈旧伤：以局部阿是穴加局部要穴。腰部：肾俞、大肠俞、腰阳关；踝部：申脉、丘墟、解溪；膝部：膝眼、膝阳关、梁丘、血海、足三里；肩部：肩髃、肩髎、肩贞；肘部：曲池、小海、天井；腕部：阳溪、阳池、阳谷；髋部：环跳、秩边、承扶。

（2）配穴

①配合循经远取：可根据受伤部位的经络所在，如腰部正中扭伤病在督脉者，可远取人中、后溪；腰椎一侧或两侧（紧靠腰

椎处）疼痛明显者，可取手三里、委中或三间、昆仑。

②根据受伤部位的经络所在，在其上下循经邻近取穴，如膝内侧扭伤病在足三阴经者，可在疼痛部位上下寻找压痛点，以疏通局部气血。要使针感放射到扭伤部位，以疏通局部气血。

③关节对应取穴法：因为手足同名经脉气血相通，故关节扭伤还可应用手足同名经取穴法。方法是踝关节与腕关节对应，膝关节与肘关节对应，髋关节与肩关节对应。例如，踝关节外侧昆仑、申脉穴处扭伤，病在足太阳经，可在同侧或对侧腕关节手太阳经养老、阳谷穴处寻找有最明显压痛的穴位针之。

2. 操作方法

主穴用火针刺法，在针尖红而发亮时，准确刺入腧穴，疾刺快出。配穴以毫针刺法为主，诸穴均针，用泻法。新伤可配合运动针法，即在针刺远隔穴位时，幅度由小到大地活动患部。陈旧性损伤可留针加灸，或用电针，或在局部用能发热的电磁波仪器照射。

3. 要领及注意点

火针后腧穴处局部皮肤可出现微红瘙痒，可渐行消失，勿用手搔抓，以防止感染。临床治疗扭伤患者时，特别是新伤患者，常先取远端配穴，采取运动针的手法，即边运针边令患者活动患部，然后再针刺局部腧穴。但必须先排除骨折、脱位、韧带断裂等情况。新伤局部肿胀较重时，一般不宜直接针刺患处，以防损伤加重，可用外用药敷之，同时避免局部负重运动，待明显消肿后再针局部。

[**典型医案**]

徐某，男，37 岁。2011 年 11 月 26 日初诊。

腰痛 1 天。自诉搬重物时不慎扭伤腰部，左侧痛甚，活动受限。查体：脊柱正常，左侧腰大肌处有压痛、叩击痛，弯腰困难，直腿抬高试验阳性，委中穴处有迂曲的静脉怒张。素无腰痛病史。诊断为急性腰肌损伤。用火针点刺痛点在右侧的对应点、肾俞、腰痛穴，委中点刺放血、拔罐，同时活动腰部。治疗 1 次明显缓解，共治疗 3 次痊愈。

[临证备要]

扭伤常见于人体大关节部位，如肩、肘、腕、髋、膝、踝等。多因突发的外力旋转度超过各自关节所能承受的范围而致。无骨折、脱臼、皮肉破损等情况。治法为祛瘀消肿、舒筋通络。

《针灸聚英·肘后歌》言："打仆伤损破伤风，先于痛处下针攻。"扭伤多为关节伤筋，属经筋病，"在筋守筋"，故治疗当以扭伤局部取穴为主，火针点刺可疏通经络，散除局部的气血壅滞，使"通则不痛"。立体交叉寻找有效远端配穴，会明显提高疗效。

肿胀较重的患者，扭伤 24 小时内，每隔 3 ~ 4 小时可进行一次长约 15 分钟的患部冷敷，可以缓解肿胀，但要注意不能直接用冰块接触皮肤。保持拉伤的肌肉处于抬高的位置可以缩短症状持续的时间。

对于症状比较重的，可结合耳针法，选取相应扭伤部位、神门，中强度刺激，或用王不留行籽贴压。刺络拔罐法：选取阿是穴，用皮肤针叩刺疼痛肿胀部，以微出血为度，加拔火罐。适用于新伤局部血肿明显者或陈伤瘀血久留、寒邪袭络等。亦可配合外用中药熏洗局部，内服七厘散等经典外伤用药。

十二、痔疮

痔疮包括内痔、外痔、混合痔，是肛门直肠底部及肛门黏膜的静脉丛发生曲张，形成一个或多个静脉团的一种慢性疾病。当排便时持续用力，造成此处静脉内压力反复升高，以致静脉肿大。妇女在妊娠期，由于盆腔静脉受压迫，妨碍血液循环，常会发生痔疮。肥胖的人多会罹患痔疮。外痔排便时会脱出或突现于肛管口外，排便后缩回原来的位置。无论内痔还是外痔，都可能发生血栓。在发生血栓时，痔中的血液凝结成块，从而引起疼痛。痔疮的常见症状是"血、脱、痛"，即便血、脱出、坠痛。

[诊断要点]

1. 病史

痔疮多发于成年人，18 岁以下儿童、青少年很少见。

2. 临床表现

内痔早期的症状不明显，以排便间断出鲜血为主，不痛，无其他不适，中、晚期排便时则有痔脱出、流黏液、发痒和发作期疼痛；外痔可看到肛缘的痔隆起或皮赘，以坠胀疼痛为主要表现；混合痔兼有二者的特征。

3. 指诊

肛门指诊可触及痔结节。

4. 肛门镜检查

可看清痔的部位、大小、形态等，是诊断的基本方法。

[辨证分型]

根据痔疮的临床表现和全身症状可分为 4 型。

1. 风伤肠络

大便带血、滴血或喷射状出血，血色鲜红，或有肛门瘙痒。舌红、苔薄白或薄黄，脉浮数。

2. 湿热下注

便血色鲜，量较多，肛内肿物外脱，可自行回缩，肛门灼热。舌红、苔黄腻，脉滑数。

3. 脾虚气陷

肛门坠胀，肛内肿物外脱，需手法复位，便血色鲜或淡，可出现贫血，面色少华，头昏神疲，少气懒言，纳少便溏。舌淡胖边有齿痕、舌苔薄白，脉弱。

4. 气滞血瘀

肛内肿物脱出，甚或嵌顿，肛管紧缩，坠胀疼痛，甚则肛缘有血栓、水肿，触痛明显。舌质暗红、苔白或黄，脉弦细涩。

[治疗]

1. 取穴

主穴：长强、承山、阿是穴。

配穴：风伤肠络加二白、丰隆，湿热下注加曲池、中极、阴陵泉，脾虚气陷加脾俞、百会，气滞血瘀加委中、血海。

2. 操作方法

阿是穴以中粗火针散刺，点刺不留针，视痔核大小决定点刺深度与密集程度，一般 3～5 针。余穴以毫针刺法，脾俞、百会用补法，其他穴位用泻法。

3. 要领及注意点

使用火针点刺时，要烧至白亮后再快速轻刺，点到为止，不可过深或过浅。长强紧靠尾骨前面平刺或斜刺 0.8～1 寸，不要直刺，以免伤及直肠。

[临证备要]

痔疮与中医里的"痔"指的是同种疾病，病因主要是由于先天性静脉壁薄弱，加之嗜食辛辣厚味，或久坐站立，久泻久痢，便秘努责，妇女生育过多，负重远行等，致肛肠气血不调，湿热内生，气血壅滞，脉络瘀阻，使肛门直肠的痔静脉回流发生障碍，痔静脉丛发生曲张、扩张而成。治宜清热利湿、化瘀止血、益气举阳。

火针点刺局部，借其火力达到祛瘀散结、消肿止痛的目的。内痔所在的位置在生理解剖上没有感觉神经，针刺时没有痛感，因此适合火针治疗。北京椿树医院邢宝忠大夫在学习贺普仁教授的火针疗法后，运用火针治疗痔疮、肛瘘、肛裂、直肠脱垂、肛门乳头瘤等患者达 3 万余例，收到良好的治疗效果，且未发生医疗意外。

长强穴靠近肛门，对肛肠疾患有较好疗效。足太阳膀胱经，别入于肛，其经穴承山早在《铜人腧穴针灸图经》中即有"大便难，久痔肿痛"的适应证，《针灸聚英》云："刺长强与承山，善主肠风新下血。"两穴为治疗痔疮的经验要穴。二白是经外奇穴，善治肠风下血。气虚下陷，伴脱肛者，加灸百会，百会位于巅顶，为诸阳经之会，取下病上取之意，可举下陷之阳气。曲池、中极、阴陵泉清热利湿。点刺委中放血，可活血祛瘀。辨证配穴，可进一步提高火针治痔的疗效。

在临床治疗中，若发现患者在上唇系带或龈交穴处有圆形或长形的滤泡，可配合运用火针点刺该穴位（滤泡），以断其源、截其流。龈交和长强均是督脉穴，通过调节督脉，可调整患处的气血阴阳，改善局部的血液循环。

在进行针灸治疗时，应嘱患者忌食辛辣刺激性食物，多饮水，保持良好的排便习惯。积极乐观的心理和适度的体育锻炼也有助于本病的恢复。

十三、膝痹

膝痹，临床表现主要为膝关节疼痛、肿胀、活动受限。相当于西医的膝骨性关节炎，又称为增生性、肥大性或退行性骨关节炎等。现代医学认为，膝骨性关节炎是一种以关节软骨的变性、破坏及骨质增生为特征的慢性关节病。本病在中年以后多发，故又称老年性骨关节炎，女性发病多于男性。

[诊断要点]

1. 病史

可无明显病史，也可有慢性劳损或外伤病史。

2. 症状

膝关节活动时有摩擦音、疼痛、肿胀、活动受限。

3. 体征

可有髌骨研磨试验阳性，髌周压痛阳性，股四头肌萎缩，关节肿大或者屈曲挛缩甚至僵直。

4. 影像学检查

膝关节 X 线检查可见关节间隙狭窄、髁间棘增生、关节边缘骨赘、关节面下骨板硬化、关节内游离体形成等。

[辨证分型]

1. 肝肾不足，筋脉瘀滞

关节疼痛，胫软膝酸，活动不利，屈伸挛缩，畏寒。舌质紫暗、苔薄或薄白，脉弦涩。

2. 脾肾两虚，湿注骨节

关节疼痛，肿胀积液，关节活动受限，便溏。舌胖质淡、苔薄或薄腻，脉滑。

3. 肝肾亏虚，痰瘀交阻

关节疼痛，肿胀肥厚感，痿弱少力，关节肿大，活动受限。舌质紫暗或舌胖质淡、苔薄或薄腻，脉滑或弦细。

[治疗]

1. 取穴

主穴：各型主穴都为膝关节附近的腧穴，如犊鼻、血海、梁丘、曲泉、阳陵泉、阴陵泉、鹤顶、膝阳关、内膝眼、足三里，以及阿是穴等。

配穴：肝肾不足配肝俞、肾俞、太溪，有瘀滞的配用膈俞、委中；脾肾两虚、湿注骨节配脾俞、丰隆、委阳。适当选用远端穴如太溪、昆仑、伏兔等。疼痛较甚者加太冲。

2. 操作方法

先以火针点刺局部穴，深 3 ~ 5 分，然后再用毫针刺。局部穴以平补平泻法为主，配穴根据辨证，虚补实泻。隔日 1 次，10 次为一疗程。

3. 要领及注意点

火针的粗细、点刺的深浅根据病情和体质状况来决定，病重体实者刺激量相应较大。犊鼻穴不宜刺入太深，忌刺入关节腔内，以免引起感染。背俞穴勿深刺，以免伤及内脏。病久、痛重、肿胀者可用透刺法，如阴陵泉透阳陵泉等，并可加温针灸。

[典型医案]

田某，女，32 岁，教师。

患者因生小孩感受风寒而发病。双膝关节痛半年，屈伸不利，遇风寒则疼痛加重，得热痛减。其他无明显不适，舌苔薄白，脉弦紧。诊为风寒性膝关节痛。取穴：血海、梁丘、鹤顶、风市、犊鼻、阳陵泉、足三里，火针点刺。经两次治疗，疼痛大减，经 4 次治疗，膝关节痛消失。又巩固治疗 10 次，至今未复发。

[临证备要]

本病病机为肝肾亏虚，气血不足致筋脉失养或慢性劳损，风、寒、湿邪内侵致筋脉不通、气血瘀滞为痛。内因是肝肾亏虚、气血不足，外因是风寒湿邪侵犯机体。治疗原则为补益肝肾、祛风散寒除湿。

运用火针治疗，取膝周穴，可温通经脉、疏散风寒，以治其标、祛其邪。点刺肝俞、肾俞补肝肾。膈俞活血化瘀，脾俞、丰隆健脾利湿。《肘后歌》曰："脚膝经年痛不休，内外踝边用意求，穴号昆仑并吕细，应时消散及时瘳。"遵"经脉所过，主治所及"之理论，选用太溪、昆仑、伏兔等远端腧穴疏通经气，以达扶正祛邪之目的。

《肘后歌》曰："鹤膝肿劳难移步，尺泽能舒筋骨疼。"临床上也可根据对应取穴原则，针刺尺泽穴，配合患者活动膝关节。在此基础上，通过辨经，在肘关节同名经脉上寻找压痛点，以提高疗效。

患者平日应积极锻炼身体，增强抗病能力，提高耐寒能力，预防上呼吸道感染。肥胖者要减肥，以减轻膝关节负担。发病期间要注意休息，局部保暖，避免膝关节负重。

十四、筋瘤

筋瘤是体表静脉曲张交错而形成团块状改变的病症。其发病的特点是，好发于下肢，瘤体色暗，青筋垒垒，盘曲成团，如蚯蚓聚结，时伴有小腿肿胀，足靴区色素沉着，晚期易并发小腿皮炎、慢性溃疡等。相当于西医的下肢静脉曲张，是临床常见的周围血管病。多发生于长期从事站立负重工作的人群。

[诊断要点]

好发于下肢内侧，尤其是小腿。

早期常感患肢酸胀不适和疼痛，站立时明显，行走或平卧时减轻或消失。患肢逐渐静脉怒张，尤其是小腿部盘曲成团，如蚯蚓聚结。瘤体表面成青蓝色，质地柔软，或可扪及硬结。病程长久者，患肢皮肤可发生萎缩、脱屑、瘙痒、颜色褐黑，甚至发生湿疮和形成臁疮。

[辨证分型]

1. 火旺血燥

青筋盘曲，瘤体灼热，伴五心烦热，口干。舌红苔黄，脉细数。

2. 气虚血瘀

久站久行或劳累时瘤体增大、下坠不适感加重，瘤体淡暗，伴气短乏力，脘腹胀坠，腰酸。舌淡暗、苔薄白，脉细缓无力。

3. 寒湿凝筋

瘤体紫暗，喜暖，下肢轻度肿胀，伴形寒肢冷，口淡不渴，小便清长。舌淡暗、苔白腻，脉弦细。

［治疗］

1. 取穴

主穴：阿是穴。

配穴：火旺血燥加内庭、行间、照海，气虚血瘀加血海、足三里、三阴交，寒湿凝筋加阴陵泉、足三里。

2. 操作方法

选中粗火针，以散刺法治之。在患肢找较大的曲张血管 1～5 处，常规消毒。再将火针于酒精灯上烧红，迅速准确地刺入血管中，随即拔出，即有紫黑色血液顺针孔流出，待血液自凝或血液颜色变红后用酒精棉球将血渍擦净，用干棉球按压针孔片刻。根据病情和患者身体状况，每周治疗 1～3 次。内庭、行间、照海毫针刺，用泻法，照海亦可点刺放血，血海、三阴交、足三里平补平泻，足三里、阴陵泉温针灸。

3. 要领及注意点

初次治疗和体虚者不宜放血过多，要掌握好进针深度，以恰好刺破血管壁为宜，不可用力过猛刺透血管引起局部较大血肿。患病久者局部血液瘀滞明显，针刺后血液不易流出，可用酒精棉球反复擦拭针孔处，促使瘀血流出，或用止血带结扎病灶上方后再用火针点刺。一般情况下，患者站立放血，体虚或畏惧者可卧位放血。糖尿病患者和易感染的患者慎用刺法，用时要严格消毒

针具和穴位处，针后可用消炎药膏涂抹针孔处，以防感染。治疗
当天勿使局部着水。有凝血机制障碍者不宜用放血疗法。

[典型医案]

张某，女，50岁。

双下肢静脉曲张近4年。症见双小腿两侧静脉迂曲隆起，状
如蚯蚓，色紫暗，以右下肢为重，伴右下肢憋胀、乏力，劳累后
加重。舌质暗，有齿痕，苔薄白，脉沉涩。辨证为气虚血瘀。用
火针点刺血管隆起处及委中穴，每次放血数十毫升，血海、足三
里温针灸，三阴交平补平泻，留针30分钟。治疗4次后，下肢
憋胀明显减轻。治疗16次后，曲张静脉基本变平，颜色明显变
浅，下肢不适感消失。

[临证备要]

下肢静脉曲张属中医学筋瘤范畴，《灵枢·刺节真邪》中描
述："筋曲不得伸，邪气居其间而不返，发为筋瘤。"明代《外
科正宗》描述："筋瘤者，坚而色紫，垒垒青筋，盘曲甚者，结
若蚯蚓。"此病多因先天不足，后天站立劳累过度，或久坐不动，
或感受寒湿之邪损伤经脉，导致气滞血瘀，使下肢气血不能畅达
于上，血行缓慢，脉络滞塞不通所致，治以调气活血通络。

《灵枢·九针十二原》中提出"菀陈则除之"的治疗原则。
下肢静脉曲张为气血瘀滞于下肢筋脉，火针点刺局部，可直接使
恶血出尽，祛瘀而生新，又以血调气，血脉得以畅通。火针既可
借火助阳以补虚驱寒除湿，又可开门祛邪以泻实，也可"以热引
热"，使火郁壅滞得泻，即"火郁发之"之意。不同病情，辨证
施治，均可灵活应用此法。内庭为足阳明胃经的荥穴，行间为足
厥阴肝经的荥穴，胃经多气多血，肝主藏血，荥主身热，故泻两
穴以泻血热。照海为足少阴肾经与阴跷脉的交会穴，可滋肾清
热、软坚散结。血海善于活血化瘀，三阴交、阴陵泉健脾祛湿，

足三里温针灸补气血、温经脉。

对症状较重的患者，可配合活血止痛、温经通络、健脾利湿或清热利湿等中药治疗。治疗期间患者要注意保护下肢，防止外伤和感染，有并发局部湿疮的患者，要积极治疗，避免搔抓染毒。可穿戴带有压力梯度的静脉曲张袜。平日适当进行下肢锻炼，多步行或慢跑。按摩和热水浴也有助于局部气血的运行。若放血十余次效果不佳者，可考虑血管外科手术治疗。

十五、丹毒

丹毒是急性感染性疾病，中医又称为火丹、流火。本病起病突然，恶寒发热，局部皮肤突然变赤，色如丹涂脂染，焮热肿胀，迅速扩大，发无定处，好发于下肢和面部。因发病部位不同，名称各异。生于下肢者称"流火"；生于头面者称"抱头火丹"；生于躯干者称"内发丹毒"；游走全身者，多发于新生儿，称"赤游丹"。相当于西医溶血性链球菌感染所致的急性网状淋巴管炎。

［诊断要点］

1. 多数发生于下肢，其次为头面部。新生儿丹毒，常为游走性。

2. 局部红赤灼热，如涂丹之状，肿胀疼痛，红斑边缘微隆起，与正常皮肤有明显分界，红斑上有时可出现水疱、紫斑，偶有化脓或皮肤坏死。病变附近有臀核肿痛。

3. 开始即有恶寒、发热、头痛、周身不适等症状。

4. 可有皮肤、黏膜破损或脚癣等病史。

5. 血白细胞总数及中性粒细胞明显增高。

［辨证分型］

1. 风热毒蕴

发于头面部。恶寒发热，皮肤焮红灼热、肿胀疼痛，甚则发生水疱，眼胞肿胀难睁。舌质红、苔薄黄，脉浮数。

2. 湿热毒蕴

发于下肢。除发热等症状外，局部以红赤肿胀、灼热疼痛为主，亦可发生水疱、紫斑，甚至结毒化脓或皮肤坏死。苔黄腻，脉洪数。反复发作，可形成大脚风（象皮腿）。

3. 胎火蕴毒

发于新生儿。多见于臀部，局部红肿灼热，可呈游走性，并有壮热烦躁。

[治疗]

1. 取穴

主穴：阿是穴、曲池。

配穴：风热毒蕴加大椎、合谷、血海，湿热毒蕴加委中、阴陵泉、内庭。胎火蕴毒加地机、三阴交、秩边、委中。

2. 操作方法

消毒患部皮肤，用中粗火针，先刺患部皮下暗紫色怒张的小血管，待黑血自行溢出后，用消毒干棉球按压针孔，每次可刺4～5针。若无怒张的小血管，可在患部行散刺法，针刺点根据患部面积的大小及患者耐受度而定，刺后若无出血，可辅以拔罐。曲池、血海、合谷、阴陵泉、内庭等配穴均针用泻法，留针20分钟。大椎刺络拔罐。取患侧委中穴附近怒张的络脉，火针点刺，待流出的紫黑色血变为鲜红，即可用消毒干棉球按压针孔片刻。

3. 要领及注意点

在治疗时，先实施刺络放血，用酒精棉球把血迹擦拭干净，然后再用毫针针刺其他穴位。根据病情轻重决定刺血量的多少，以局部黑血出尽为佳。施治针具、火罐要严格消毒，防止交叉感染。

[典型医案]

李某，女，53 岁，退休职工。2010 年 11 月 6 日初诊。

主诉：右下肢外侧红肿疼痛 2 天。患者素有慢性肾炎病史，1 个月前发现两小腿浮肿，7 天前又不慎跌破右小腿，致使水液自行溢出，几天来用消毒棉球压拭仍流不止。2 天前自觉全身不适，发现右小腿外侧皮肤红肿灼痛，伴恶寒发热、头痛、烦躁失眠、纳差，病损区面积约有 15cm × 13cm。检查：体温 38.6℃，精神委顿，右下肢小腿外侧延至足背红肿，边缘清楚。舌苔黄腻，脉滑数。血常规：白细胞为 $12 \times 10^9/L$。诊为下肢丹毒，湿热毒蕴型，遂用上述疗法治疗，隔日治疗 1 次。连续治疗 7 次，红肿逐渐消退，痊愈后随访无复发。

[临证备要]

丹毒是较为常见的外科感染性疾患。中医认为，本病多因火邪侵犯血分，热邪郁于肌肤而发；或因体表失于卫固，邪毒乘隙而入，或因破伤感染以致经络阻滞，热毒蕴于肌肤而发。发于下肢者多夹湿热，发于头面者多夹风热，发于胸腹者多夹肝火，发于新生儿者多由胎热火毒所致。基本病机为血热火毒蕴结，故治疗总则以清热解毒、凉血祛瘀为主。

火针具有温散郁热、通经活络、止痛消肿的作用。用火针点刺放血可直接清泻血分热毒，取"以热引热"、"菀陈则除之"之意。阳气过多则热，热甚则为火，火盛则为毒，故清火毒必泻阳气。督脉为阳脉之海，阳明经为多血多气之经，故本病取穴当以督脉和阳明经为主。大椎为督脉与诸阳经的交会穴，曲池、合谷为手阳明经穴，内庭是胃经的荥穴，"荥主身热"，此 4 穴均可清热解毒。针刺血海、阴陵泉可化太阴之湿，又血海善治血分病。委中为血郄，治疗血分热毒壅盛之急症最为适宜。辨证配穴，可提高疗效。

丹毒患者应注意休息，抬高患肢，避免过度劳累。当丹毒部位皮肤出现疼、痒不适时，不可用力挤、捏，以防加重感染。颜面丹毒多由鼻、咽、耳等处的病灶而引起，而下肢丹毒则多由足癣或下肢外伤引起，所以，平日应积极治疗体表慢性感染病灶。要养成良好的生活习惯，如不要用手用力挖鼻，夏季不要趟雨水等。免疫功能下降或有肾性水肿的患者要注意保持皮肤的清洁和完好无损。

尽管本法对治疗丹毒效果显著，但对于病情严重者，应及时应用抗生素控制感染。

十六、臁疮

臁疮是发生于小腿下段的慢性疮疡类疾病。多由久站或过度负重，而致小腿筋脉横解，青筋显露，瘀停脉络，久而化热，或小腿皮肤破损染毒，湿热下注而成。本病临床特点是好发于小腿下 1/3 处，踝骨上 9cm 的内、外臁部位。溃疡发生前，患部往往长期存在皮肤瘀斑、粗糙，溃烂后疮口经久不愈或虽已经收口，每易因局部损伤而复发。该病又称为"老烂腿"、"裤口毒"、"裙边疮"。相当于西医的下肢慢性溃疡。

[诊断要点]

1. 以小腿内臁（内侧）较为多见。

2. 局部初起常先痒后痛，色红，糜烂，迅速转为溃疡。溃疡大小不等，呈灰白或暗红色，表面或附有黄色脓苔，脓水秽臭难闻。病久溃疡边缘变厚高起，四周皮色暗黑、漫肿或伴有湿疹，收口后易反复发作。

3. 多见于下肢患有筋脉横解（静脉曲张）的患者。

[辨证分型]

1. 湿热下注

疮面色暗，或上附脓苔，脓水浸淫，秽臭难闻，四周漫肿灼热，伴有湿疹，痛痒时作，甚有恶寒发热。舌苔黄腻，脉数。

2. 脾虚湿盛

病程日久，疮面色暗，黄水浸淫，患肢浮肿，纳食腹胀，便溏，面色萎黄。舌淡、苔白腻，脉沉无力。

3. 气虚血瘀

溃烂经年，腐肉已脱，起白色厚边，疮面肉色苍白，四周肤色暗黑，板滞木硬。舌质淡紫、苔白腻，脉细涩。

[治疗]

1. 取穴

主穴：阿是穴。

配穴：湿热下注配用曲池、阳陵泉，脾虚湿盛配用阴陵泉、丰隆，气虚血瘀配用血海、足三里、三阴交。

2. 操作方法

以中粗火针速刺，点刺溃疡中央及周围十针至数十针不等，深度为1～3分。配穴用平补平泻手法。

3. 要领及注意点

穴位若正在溃疡面上可避开该穴。初期，气血瘀滞明显者，火针速刺后，要使恶血流出，畅通局部血脉。针具应严格消毒。针后要保护创面，注意局部卫生，防止感染。体质差者，应用扶正祛邪的中药内服，可缩短疗程。

[典型医案]

张某，女，46岁。2009年3月15日初诊。

右小腿溃疡3年余。自诉5年前发现右小腿有轻度静脉曲张，偶感局部酸胀沉重，未给予治疗。3年前因右小腿不慎碰伤，伤口结痂后因痒甚用手抓破，开始糜烂、疼痛，行走不便，用西瓜霜及云南白药等外敷患处，无明显好转，溃疡面越来越大。舌边有瘀点，脉弦涩。诊断：臁疮，气虚血瘀型。用火针点刺溃疡面，配用足三里、三阴交，平补平泻。隔日治疗 1 次，共治 15 次而愈。

[临证备要]

臁疮的发生，多由于经久站立或担负重物，致下肢脉络瘀滞不畅，加之湿热之邪下注，气滞血瘀，久蕴化热，蚀皮腐肉而成溃疡。此外，搔抓、碰伤、虫咬、烫伤、湿疮、丹毒、糖尿病等均可诱发臁疮。初发时湿热邪盛，湿盛则肉烂，热盛则肉腐，湿热蕴蒸则痒痛腐烂俱见；湿为阴邪，缠绵胶着，日久气血被耗，气血两虚。故以清热利湿、调理气血为基本治疗原则。

火针速刺后，可泻恶血郁热，畅通局部血脉。火针又属温通之法，后期可温通经脉、补益气血，筋肉得养，疮口易愈。

此病治疗期间应注意适当休息。宜抬高患肢以利静脉回流，使水肿减轻。因该病常继发于下肢静脉曲张、栓塞性静脉炎或慢性复发性丹毒等疾病，所以平日要注意保护患肢，避免破损，如抓伤碰破、蚊虫叮咬等，并积极治疗原发病。臁疮若经年累月不愈，疮面呈菜花状，可能已发生癌变，应及早明确诊断，采取积极治疗措施。

十七、足跟痛

足跟痛又名跟痛症，是跟部周围疼痛的总称。中医认为，中老年人，肝肾不足，骨软筋驰，足跟负重过大导致跟痛。现代医学认为，跟痛症多由跖腱膜炎、跟腱周围炎、跟后滑囊炎、跟骨骨刺及跟骨下脂肪垫炎等引起，发病多与慢性劳损有关。

[诊断要点]

1．病史

多数病人无外伤史，无明显诱因。

2．症状

跟后滑囊炎多表现为跟腱周围疼痛；跖腱膜炎表现为跖腱膜

起点疼痛，活动后加重；跟骨下滑囊炎、跟骨脂肪垫炎表现为跟骨下方疼痛；跟骨高压症表现为足跟部疼痛、胀痛、休息痛，活动后稍减轻，活动多后疼痛加重，定位不明确，病人表述不清。

3. 体征

跟后滑囊炎的体征是跟腱周围压痛阳性，跟腱紧张试验阳性；跖腱膜炎的体征是跖腱膜起点压痛阳性，跖腱膜紧张试验阳性；跟骨下滑囊炎、跟骨脂肪垫炎的体征是跟骨下压痛阳性；跟骨高压症临床上基本没有体征。

4. 影像学检查

跟后滑囊炎的 X 线片检查多无异常发现，部分患者踝关节侧位片上可见在后方的透亮三角区模糊和消失。病程久者可有局部脱钙、骨质疏松表现；跖腱膜炎的 X 线片在跖腱膜跟骨附着处可能有钙化，其形成类似跟骨骨刺；跟骨下滑囊炎、跟骨脂肪垫炎、跟骨高压症的 X 线检查无明显异常表现。

[辨证分型]

1. 风寒湿证

足跟发凉、窜痛，遇风寒加重，得温热痛缓，畏风恶寒。舌苔薄白或白腻，脉弦滑或弦紧。

2. 气滞血瘀

足跟部疼痛如刺、拒按，行则加剧，夜间痛甚。舌紫暗或有瘀斑，脉弦或细涩。

3. 肝肾亏虚

足跟部酸痛，劳累后加重，可伴有腰酸腿软，四肢乏力，头晕目眩，少气懒言等。舌质淡或暗红，苔白或少苔、无苔，脉弦细或沉细弱。

[治疗]

1. 取穴

主穴：阿是穴。

配穴：风寒湿证加昆仑，气滞血瘀证加委中、承山，肝肾亏虚证加太溪、三阴交。

2．操作方法

在足跟部仔细按压，查寻数个明显压痛点并做标记。用安尔碘或75%酒精棉球在标记处常规消毒。取火针在酒精灯上烧至白亮，迅速点刺，速进疾出，针深直达骨膜。针后2日内不要着水。昆仑用泻法使针感达外踝；太溪、三阴交用补法；委中、承山三棱针点刺放血，承山处可加拔罐。每周治疗2次。

3．要领及注意点

火针点刺时不要用力过猛，先用细火针点刺，无不良反应或效差时可改用中粗火针。足跟部容易污染，应注意消毒和针后保洁。

[典型医案]

曹某，女，63岁。2009年3月13日初诊。

主诉：左足跟后痛1年，行走初期疼痛较重，拒按，夜间尤甚，近2个月来逐渐加重。舌紫暗，脉弦。曾外贴膏药、局部封闭及小针刀治疗，但疗效均不持久。检查：左足跟骨后有软骨性稍隆起，皮色不变，局部肿胀，压痛明显。拍X线片未见异常。诊断为足跟痛（气滞血瘀型）。火针点刺局部3处、三阴交平补平泻、承山放血拔罐，治疗4次，症状减轻，同法继治6次而愈。

[临证备要]

足跟痛是指跟骨结节周围慢性劳损引起的疼痛，患者多为40岁以上的中老年人，女性多于男性。中医学认为，足跟痛属中医学的骨痹范畴，多因肾虚复感风寒湿邪，滞留足跟，或气血虚弱而不能濡养，或外伤、劳损而损伤足跟，局部经脉痹阻，气血运行不畅，不通则痛。肾气亏虚，筋脉失养，是本病发生的主要内因；劳损，或外伤经筋，或寒湿入络则是常见的外因。临床治疗以祛风散寒、行气活血、补益肝肾为主。

火针点刺阿是穴，以祛风散寒、促进局部气血运行，使筋骨得养。足少阴肾经经脉和经筋循行分布于足跟部，根据经脉循行及所主病症，取肾经原穴太溪，既能补肾壮骨，又易激发局部经气，直达病所。三阴交为肝、脾、肾三经的交会穴，可调节三脏功能，并补血行血，改善局部气血运行。足太阳膀胱经贯踹内，出外踝之后，因此，委中、承山穴放血可活血化瘀，改善足跟部的气血运行。昆仑穴用泻法，使针感向外踝及足小趾传导，以达疏通局部气血、祛风散寒之功。辨证选穴，可增加疗效。

治疗前要尽量查明病因，排除骨折、结核、肿瘤等特殊病变。治疗期间患者应注意自我防护，减少站立和行走时间，避免过多负重，忌受风寒，常用温水泡脚，注意穿鞋适宜，或垫上合适的鞋垫，以上措施可以提高治愈率及防止复发。

十八、鸡眼

鸡眼，亦称"肉疔"、"肉刺"。为圆锥形角质增生硬结，数目不定，根部深陷、皮肤增厚、顶端凸突，形似鸡眼，行走或受压时疼痛。本病常常发生在足底，偶发于手和胳膊。鸡眼若在两个脚趾相贴的部位，表面常因浸渍而呈灰白色，称为软鸡眼，于4~5趾间多见。

[诊断要点]

1. 皮损呈豌豆大小，微黄，圆锥形硬结，质坚实，略高于皮面，表面光滑，有明显皮纹。

2. 好发于摩擦及受压部位，以足底、趾间等多见，有明显压痛。

3. 鞋履不适、长时间摩擦受压、足畸形、长期步行者易发本病。

[辨证分型]

1. 痰湿凝结

表面呈圆锥形硬结，灰黄色或蜡黄色，压之疼痛。舌苔薄白，脉滑。

2. 湿热毒聚

结块四周稍红，略肿压痛。舌红、苔薄，脉微数。

[治疗]

1. 取穴

主穴：阿是穴。

配穴：痰湿凝结加阴陵泉、丰隆，湿热毒聚加曲池、委中放血。

2. 操作方法

局部清洗干净，穴区以酒精消毒，左手挤压鸡眼，使之略突起，右手持火针，尽量靠近患部，在酒精灯上烧红，迅速刺入鸡眼中心基底部，将针柄稍加捻动，立即拔出。鸡眼大、角质坚硬的，采用围刺法，从鸡眼周围斜向鸡眼根部刺入3~5针。针毕，针眼处垫上小块消毒纱布以胶布固定，1~3天后取下。配穴均用泻法。1~2周后，若硬结处未变软，可再按上法施术一次。

细火针针体细、阻力小，便于深刺至鸡眼根部，故在临证中多选用细火针。另外，针刺的速度和深度要适宜。动作太快，恐刺穴不准；进针慢又恐针体由红变青，致进针阻力加大，不易透达鸡眼硬结之根部；用力过猛，有可能伤及良肉，或造成弯针。

3. 要领及注意点

针具可根据鸡眼的大小选择，鸡眼小者宜用中细火针，大者可用中粗火针。治疗鸡眼时，要注意火针点刺的准确度、速度及深度。首先要看准后再进针，仓促进针可能对不准鸡眼的中心点。应以较快速度将火针垂直刺入，直至鸡眼基底部，但速度也不可太猛太快，太猛可能导致弯针，太快则不能焦化鸡眼角质和毛细血管，反易引起出血和疼痛。进针深度要到鸡眼根部，角质层无痛感，当针下阻力增加，患者有明显疼痛反应时表示已到根部，此时可拔针。

针毕，嘱患者 3 日内保持局部洁净，不可接触污水，以免感染。勿穿过紧、硬底的鞋子，以减少摩擦和挤压。操作前应帮助病人克服恐惧心理。治疗后，一般 10～20 天鸡眼可从底部逐渐脱落。

[典型医案]

曹某，男，24 岁。

因患者为建筑工人，长期在工地抬重物，于 2009 年 2 月初感右脚掌前疼痛，自己触及有一硬结，未到医院治疗，后发现越长越大，行走或挤压时疼痛剧烈，曾尝试泡澡后自行用手抠出，未果。11 月 3 日来我院治疗。检查：右足底 2、3 趾缝间有黄豆大硬结，稍隆起于皮肤，按之痛。诊断为鸡眼。按上述方法治疗 1 次，约 2 周后鸡眼自行脱落。

[临证备要]

中医认为，鸡眼是由于足部长期受压，气血运行不畅，肌肤失养，生长异常所致。本病病灶局限，易于诊断。

火针是较强的温通法，点刺鸡眼局部可行气活血，改善局部气血运行，并有软坚散结的作用，可使鸡眼自行脱落。阴陵泉为脾经合穴、丰隆为胃经络穴，两穴合用可健脾利湿化痰。曲池善治皮外科疾病，有清热解毒的作用；委中是血郄，用放血的方法可泻血中湿毒、调畅气血。诸法合力，疗效显著。

由于本病是患部长期受摩擦和压迫引起的，所以平时应穿舒适合脚的鞋，如不穿高跟鞋和硬底鞋，鞋内宜加柔软鞋垫。平时还要注意不要用不洁剪刀、刀片等自行处理鸡眼或厚茧，以防感染。糖尿病患者更应注意，以防引起糖尿病足。除火针治疗的头三天外，坚持养成每天晚上热水泡脚的习惯，以软化鸡眼和脚垫。对于肥胖的患者，应适当减轻体重，避免长时间行走，以防足底受压过重导致本病的发生。

十九、冻疮

冻疮是由于人体暴露在寒冷环境中，患部出现局限性红斑、肿胀，严重时为水疱和溃疡，患者自觉痛、痒的一种常见皮肤病。好发于初冬或早春季节。多见于手足、耳郭、面颊、鼻尖等部位，有暖后自愈但遇寒复发的特点。《诸病源候论》始称其为"冻疮"、"烂冻疮"。

[诊断要点]

1. 病史

有低温环境下停留较长时间的病史。

2. 临床表现

全身性冻疮：有严重冷冻史；初起时寒战，体温逐渐降低；之后出现头晕欲睡，四肢无力，感觉迟钝；进而神志不清，呼吸变浅，脉象细弱。局部性冻疮：多发于手、足、鼻尖、耳郭和面颊等末梢部位和暴露部位。

轻证：初起受冻部位皮肤先呈苍白色，继则红肿，或有硬结、斑块，边缘红，中央青紫，冷痛，或感麻木，暖热时自觉灼热、瘙痒、胀痛。重证：有大小不等的水疱或肿块，皮肤呈灰白或暗红色，或转紫色，疼痛剧烈，或局部感觉消失；水疱破后出现糜烂或溃疡，甚则肌肉筋骨坏死。

3. 冻疮程度分类

（1）Ⅰ度（红斑性冻疮）：皮肤从白变成红色，出现明显的红肿，自觉疼痛或瘙痒。

（2）Ⅱ度（水疱性冻疮）：早期有红肿，继而出现大小不一的水疱，有不同程度的疼痛。

（3）Ⅲ度（坏死性冻疮）：轻者在伤后 3～7 天出现水疱，可延及整个肢体或全身，活动受限制，病变部位呈紫黑色，周围水肿，并有明显疼痛。重者肌肉、骨骼均有损伤，呈干性坏疽。患部感觉和机能完全丧失。2～3 周后，出现冻伤组织与健康组织的分界线。如有染毒腐溃，可呈现湿性坏疽。

[辨证分型]

1. 阴盛阳衰

四肢厥逆，恶寒倦卧，极度疲乏，昏昏欲睡，呼吸微弱。苔白，脉沉微细。

2. 血虚寒凝

形寒肢冷，局部疼痛喜暖。舌淡而暗、苔白，脉沉细。

3. 气血两虚

头晕目眩，少气懒言，四肢倦怠，面色苍白或萎黄，疮口不敛。舌质淡、苔白，脉细弱或虚大无力。

4. 瘀滞化热

发热口干，患处暗红微肿，疼痛喜冷；或患处红肿灼热，溃烂腐臭，脓水淋漓，筋骨暴露。舌暗红、苔黄，脉数。

[治疗]

1. 取穴

主穴：阿是穴、中脘。

配穴：合谷、足三里，以及手、足背最怒张之络脉。

2. 操作方法

在未破溃的结节上，用在酒精灯上烧红的粗火针快速点刺 1～3 针，挤出瘀血，至血液颜色变浅为度；已破溃的，在其溃疡周围用火针点刺，使微出血珠。患者仰卧位，中脘处皮肤常规消毒，将火针在酒精灯上烧红，刺入中脘穴，深约 0.3 ～ 1 寸，可留针 10 ～ 20 分钟。治疗期间，患者应注意防寒保暖。每周 1 次，病情严重者可 3 天 1 次。合谷、足三里用补法。血脉瘀滞者，可在手、足背最怒张之络脉处，用细三棱针点刺放血，直至血液颜色变浅，用消毒干棉球按压 3 分钟，以免局部血肿。

3. 要领及注意点

做好患者的思想工作，解除其畏惧心理。因患部多为手、足、鼻尖、耳郭等肉薄之地，进针速度不可太猛，以防伤及正常组织，甚者猛刺至骨致火针弯曲。面部用细火针点刺。仅有肿块者一般针刺 1 次即愈，皮肤糜烂者一般针刺 2 ～ 3 次可愈。对疮口久不收敛的患者，可配合艾条悬灸患部 15 分钟，每日 1 次。

[典型医案]

王某，男，13 岁，学生。2004 年 12 月 10 日初诊。

因在家乡上学时条件较差，冬季无炉火取暖。双手、双足出现冻疮，天冷时只感患部疼痛，暖热时自觉灼热、瘙痒、胀痛，严重影响学习。已连续发病 3 年。查看双手，皮色正常，但手背漫肿，双足跟有 2 ～ 3 处大小不等的红肿包块，无糜烂。其母曾用辣椒秧和茄子根水煎后，熏洗手足部，但未见明显效果。依上法取阿是穴、中脘，未用配穴，火针治疗 1 次后，症状明显减轻，3 次后痊愈。嘱其平时注意防寒和增加锻炼，随访 1 年未复发。

[临证备要]

中医认为，冻疮患者体质多阳虚，复感寒邪，故气血运行不畅，凝滞脉络，久之肌肤失养，阴寒久伏于脉络，此为导致冻疮反复发生的主要机理。临床上多见于脾胃阳虚之人。

明·陈实功所著《外科正宗》说："肌肉寒极，气血不行，初起紫斑，久则变黑，腐烂作脓。""盖脾胃弱，则少食而化，其人多瘦，气血亦衰。"又《素问·举痛论》云："寒气客于脉外则脉寒，脉寒则缩蜷，缩蜷则脉绌急，绌急则外引小络，故卒然而痛，得热则痛立止。"故治疗冻疮的总则为温暖中阳、通达四末。火针点刺患部可直接温阳散寒。中脘为足阳明经腧穴，足阳明经为多气多血之经，中脘为胃的募穴，且为腑会，故以火针刺中脘穴，可达益胃健脾、温经散寒、活血通络、荣养四末之效。合谷、足三里均为阳明经腧穴，针刺用补法，使四末气血调达。直接在手足背最怒张之络脉处放血，瘀血得去，新血方生，使手足得血濡之、得气煦之。

因本病有遇寒复发的特点，故预防很重要。应改善防寒设备，积极参加体育锻炼，加强冬季防寒保暖，对手、足、耳、鼻等暴露部位应予保护，鞋袜不宜过紧。受冻后不宜立即着热或烘烤，以防溃烂成疮。对于素喜罹患本病者，可采用冬病夏治穴位敷贴配合火针疗法，助长夏季蓄积之阳克冬之余寒，预防冻疮复发。方法是每年三伏天，用冬病夏治膏贴敷中脘、关元二穴，火针点刺常患病的部位，每伏1次。也可自行用辣椒或生姜在三伏天擦拭冻疮部位。

本法治疗是针对局部冻疮。对全身性严重冻伤患者，应采取急救措施，首先使病人迅速脱离寒冷环境，脱去冰冷潮湿的衣服、鞋袜，给予热饮料、热茶、温酒等。根据病情可行人工呼吸、给氧和抗休克治疗。对冻僵患者要进行快速复温，宜将患者浸在38℃～42℃的温水中20分钟或更长时间，一直到指（趾）甲甲床出现潮红、神志清楚后10分钟左右，移出擦干并继续保温。应配合静脉输液等，所输液体温度以25℃～32℃为宜，以补充能量、电解质。严禁用雪搓、火烤及冷水浴。

冻疮若经治疗而长期不愈，应警惕是否演变为其他疾病，如患者若伴自身免疫异常，冻疮有可能发展为系统性红斑狼疮。

二十、痰核

痰核，泛指体表的局限性包块，多由湿痰流聚而成，结块多少不一，不红不肿，不硬不痛，用手触摸，如同果核状软滑而能移动，一般不会化脓溃破。痰核大多生于颈、项、下颌部，亦可见于四肢、肩背。该病多因脾弱不运，湿痰结聚于皮下而成。相当于西医的皮下肿瘤，如纤维瘤、神经纤维瘤、脂肪瘤等。

[诊断要点]

1. 纤维瘤

纤维瘤是来源于纤维结缔组织的良性肿瘤，根据瘤内所含成分不同而有不同种类，纤维瘤可发生于体内任何部位。其中，以皮肤和皮下组织最为常见，肌膜、骨膜、鼻咽腔及他处黏膜组织，以及其他器官如乳腺、卵巢、肾脏等均可发生。大小不等，生长缓慢。

据其组织成分与性质，又有软、硬两种特殊类型：软纤维瘤又名皮赘，多见于面、颈及胸背部，有蒂、大小不等、柔软有弹性；硬纤维瘤多发于 20～40 岁女性，以腹壁多见，为坚硬、无痛、无移动性、与周围组织界限不清的肿物，生长缓慢，无包膜而呈浸润生长，切除后易复发，且可恶变，病理切片可确定肿瘤性质。

2. 神经纤维瘤

神经纤维瘤为常染色体显性遗传病，系外胚层和中胚层组织发生障碍所致。其特点是多系统、多器官受累而以中枢神经系统最为明显，多灶性是其最常见的病理特点。沿神经干分布，肿块软而不坚，皮色正常，多呈念珠状分布，多者可达数百个，遍及全身。大部分为良性，少数可恶变。

3. 脂肪瘤

脂肪瘤是由增生的成熟脂肪组织形成的良性肿瘤。多见于

40～50 岁的成年人。瘤体质地柔软，圆形或分叶状，位于皮下，可以推动。瘤体大小不等，小的如枣大，手摸方能触知，大的可隆起皮面，但皮肤表面正常。肿瘤单发或多发，可见于体表的任何部位，以肩、背、腹部为多见。多无自觉症状。血管脂肪瘤为一特殊类型的脂肪瘤，以年轻人较为多见，好发于下肢，可自觉疼痛，触之亦有压痛。

[辨证分型]

1. 肺脾气虚

气短懒言，食少痰多，身倦体乏，精神抑郁。舌质淡暗或有齿痕、苔薄白或薄白腻，脉沉细。

2. 痰湿凝滞

过食肥甘厚味，面部皮肤油脂较多，身重不爽，胸闷痰多。舌体胖大、苔白腻，脉滑。

[治疗]

1. 取穴

主穴：阿是穴。

配穴：肺脾气虚加中脘、气海、足三里、三阴交、肺俞、脾俞，痰湿凝滞加血海、阴陵泉、丰隆。

2. 操作方法

严格消毒局部皮肤后，以中粗火针或用粗火针、细火针缓刺，点刺瘤体及肿瘤周围，针至肿块深部。配穴以毫针刺为主，虚补实泻，或加艾灸。

3. 要领及注意点

火针粗细应根据体质或耐痛情况选用。若身上有多处痰核，先从大者治起。要注意消毒和针后保持局部皮肤洁净，防止感染。

[典型医案]

案一 郭某，女，44 岁。

患者左尾骶部有肿物已三四年。肿块大如核桃，2cm×3cm，表面光滑，质地坚硬，可移动。局部有麻木、疼痛感，有时窜至左腿。经某医院诊为"神经纤维瘤"，余无特殊。舌苔薄白，脉沉细。辨证为痰湿停聚经络，日久成核，结于筋膜。刺法：以中粗火针用缓刺法点刺瘤体 3～4 针。治疗 1 次后瘤体即开始缩小，共治疗 10 次，瘤体消失。

案二 金某，男，45 岁。2008 年 8 月 16 日初诊。

患者于 5 年前在颈左后侧发现一肿物，大小约为 3cm×3cm。西医诊断：脂肪瘤？纤维瘤？最近 2 个月来，无明显诱因而肿物突然变大。超声波检查显示：颈部左后侧有一 8cm×5cm 的肿物。西医外科专家建议他做手术。但患者畏惧颈部手术，从而接受针灸治疗。当时颈部肿物如小孩拳头大小，颜色无变化，无压痛，边界清楚，脉细弱，余无特殊。辨证为痰湿流注，结于皮下。取穴：阿是穴。刺法：用细火针，以缓刺法点刺局部。

治疗开始第 1～2 个星期用细火针，点刺肿物的中央与周围，每次大约各刺 10 针。火针治疗 3 次（1 个星期）后肿物消减，患者很高兴和惊讶，并决定坚持用火针治疗。从第 3 个星期开始，每个星期治疗 2 次，继续用细火针缓刺。第 4 个星期，肿物明显缩小，质变软，因此改用中粗火针，仍用缓刺法，针至肿块深部，同时针后拔火罐，此为利用其吸拔作用将瘤内黏液吸拔出来。隔 1 周拔火罐 1 次。共治 18 次，痊愈。

[临证备要]

痰核，泛指体表的局限性包块。该病多因脾弱不运，湿痰结聚于皮下而成。生于身体上部者多夹风热，生于下部者则多夹湿热。古代也有将痰核称为瘰疬者，见明《慎斋遗书》卷九："痰核，即瘰疬也，少阳经郁火所结。"还有将痰核称为舌疾之一者，见《医宗金鉴》卷六：症见舌上生疮，舌体活动不灵，强硬而痛，为痰火邪热循心脾二经上炎所致。还有将痰核称为肉瘤、气瘤者。

本篇痰核专指皮下果核状肿块，对于其成因，《医学入门》谓："原因七情劳役，复被外邪生痰聚瘀，随气留住，故又曰瘤，总皆血凝滞结成。"我们认为，痰核多因脾失健运，痰湿内生，或过食肥甘油腻，酿湿生痰，加之肝气不舒，肺气郁滞，卫气运行不畅，痰气聚于体表而成。也有因脾肺气虚，腠理空虚，寒邪入侵，气机津液凝滞而成者。总之，痰核是由经络气血运行不畅，阴邪凝聚而成。火针最能温通经络、消散阴邪，故治疗此类疾病疗效明显高于其他保守疗法。外科手术虽可切除之，但某些类型的痰核可反复产生，火针不失为一种长期有效的疗法。火针点刺痰核局部，可开门祛邪，直接消散凝聚之邪；根据辨证配合其他穴位，能够调整机体功能，消除痰核产生的内在条件。

痰核的发生，与精神和饮食因素关系最大，因此要调整好心态，少吃辛辣、油腻、厚味的食物。加强运动可促进气血流通，也有利于代谢废物的排泄，因此，这也是预防痰核发生的重要措施。

二十一、脱疽

脱疽是因先天不足，正气衰弱，寒湿之邪侵袭，致瘀阻脉络，气血不畅，甚或痹阻不通而发病。初起肢冷麻木，后期趾节坏死脱落，黑腐溃烂，疮口经久不愈。相当于血栓闭塞性脉管炎和闭塞性动脉硬化症。

[诊断要点]

1. 多发于下肢一侧或两侧。患者可有身居寒冷、潮湿之处，以及长期大量吸烟、外伤等病史。

2. 初起趾、指冷痛，小腿酸麻胀痛，行走多时加重，休息时减轻，呈间歇性跛行，趺阳脉减弱，小腿可有游走性青蛇毒（静脉炎）。继之疼痛呈持续性，肢端皮肤发凉，下垂时则皮肤暗红、青紫，皮肤干燥，毫毛脱落，趾甲变形增厚，肌肉萎缩，趺阳脉消失。进而发生干性坏死，疼痛剧烈，彻夜不眠，抱膝而坐。溃烂染毒时，出现湿性坏死，肢端红肿热痛，全身发热。

3. 患者大多为 20～40 岁男性。闭塞性动脉硬化症多发于老年人。

4. 超声多普勒、血流图、甲皱微循环、动脉造影、X 线胸部摄片、血脂血糖等检查，除帮助诊断外，尚可了解血管闭塞部位及程度。

[辨证分型]

1. 寒湿阻络

患趾（指）喜暖怕冷，肤色苍白冰凉，麻木疼痛，遇冷痛剧。步履不利，多走则疼痛加剧，小腿酸胀，稍歇则痛缓（间歇性跛行）。舌苔白腻，脉沉细，趺阳脉减弱或消失。

2. 血脉瘀阻

患趾（指）酸胀疼痛加重，步履沉重乏力，活动艰难。患趾（指）肤色由苍白转为暗红，下垂时更甚，抬高则见苍白。小腿可有游走性红斑、结节或硬索，疼痛持续加重，彻夜不能入寐。舌质暗红或有瘀斑、苔白，脉弦或涩，趺阳脉消失。

3. 热毒伤阴

皮肤干燥，毫毛脱落，趾（指）甲增厚变形，肌肉萎缩，趾（指）多呈干性坏疽。舌红、苔黄，脉弦细数。

4. 湿热毒盛

患肢剧痛，日轻夜重，喜凉怕热。局部皮色紫暗、肿胀，渐变紫黑，浸润蔓延，溃破腐烂，气秽，创面肉色不鲜，甚则五趾相传，波及足背，或伴有发热等症。舌红、苔黄腻，脉弦数。

5. 气血两虚

面容憔悴，萎黄消瘦，神情倦怠。坏死组织脱落后疮面久不愈合，肉芽暗红或淡红而不鲜。舌质淡胖，脉细无力。

[治疗]

1. 取穴

主穴：阿是穴。

配穴：寒湿阻络加关元、阴陵泉、三阴交、足三里、冲阳等，血脉瘀阻加血海、委中，热毒伤阴加肝俞、脾俞、肾俞，湿热毒盛加大椎、曲池，气血两虚加中脘、气海、足三里。

2. 操作方法

严格消毒后，以中等火针散刺病灶局部，速刺不留针。深度：趾部1分，下肢3～5分，一般不超过1寸。配穴以毫针刺法为主，委中及静脉怒张处用火针点刺放血，大椎、曲池用毫针泻刺，余穴用补法为主，寒者加灸。每周治疗2次左右。

3. 要领及注意点

脱疽容易发生感染，因此，火针治疗后一定要保持局部洁净，2天内不要着水，一旦发现感染迹象，及早采取抗感染措施。本病顽固，针灸或其他方法治疗都需要长期坚持。

[典型医案]

赵某，男，31岁。

患者于3年前的冬季发病，初起左足背红肿疼痛，渐变为红褐色，足趾尖端及足掌青色，全足发凉，遇冷则痛剧，步履艰难，持杖跛行。曾服多种中西药，收效甚微。检查：左足肿胀，色青紫，触之发凉，温度明显低于右侧，脉沉细。辨证为寒邪留阻经络，气血凝滞，肢末失养。

治疗分两个阶段：第一阶段，取足背痛处为阿是穴，用毫针密刺法，配以冲阳、足三里、上巨虚、下巨虚，毫针刺以平补平泻法，留针 30 分钟，并加艾灸。第二阶段，以中粗火针刺阿是穴及胃经穴位 10 余针，速刺不留针。火针、艾灸、毫针并用，共治疗百余次，疗效满意。1 年后随访，情况良好，病未复发。

[临证备要]

本病主要因脾气不健，肾阳不足，加外受寒冻、损伤，寒湿之邪入侵而发病。脾气不健，化生不足，气血亏虚，内不能充养脏腑，外不能温煦四肢。脾肾阳气不足，则易受寒湿之邪，以致气血凝滞，经络阻塞，不通则痛。四肢气血不充，失于濡养，或阳虚湿盛，以致重者皮肉枯槁，坏死脱落。若寒邪久蕴，可郁而化热，湿热浸淫，则患趾（指）红肿溃脓。热邪伤阴，病久可致阴血亏虚，肢节失养，干枯萎缩。最后均导致肢端坏死脱落，故谓之脱疽。总之，本病的发生以脾肾亏虚为本，寒湿外伤为标，而气血凝滞、经脉阻塞为其主要病机。

因此，本病的早期治疗以温补脾俞肾、活血通脉为主要原则。火针能助阳扶正、温通经脉，故可用于本病的治疗。选穴以局部阿是穴、多气多血的阳明经腧穴、健脾利湿的足太阴经腧穴和补益脾肾的腹部任脉穴、背俞穴为主。本病属疑难顽症，宜多法并用，早期可单用针灸诸法，晚期宜结合中西药治疗，必要时手术治疗。

本病的发生还与长期吸烟、外伤等因素有关，因此，易患人群要禁止吸烟、避免外伤。冬季户外工作时，注意保暖，鞋袜宜宽大舒适，每天用温水泡洗双足。适当锻炼患侧肢体，可促进患肢侧支循环，但坏疽感染时不宜强行锻炼。平时应少食辛辣、肥甘及醇酒之品。患病时及早治疗可避免肢端坏死脱落之险。

第三章　妇科病症
○　○　○

一、乳痈

乳痈多因乳头破碎，风邪外袭，或乳汁淤积，乳络阻滞，郁久化热而成。以乳房部结块肿胀疼痛、溃后脓出稠厚为特征。相当于现代医学的乳腺炎。现代医学认为，本病主要由乳汁淤积及细菌入侵引起。

[诊断要点]

1. 初起乳房内有疼痛性肿块，皮肤不红或微红，排乳不畅，可有乳头破裂糜烂。化脓时乳房肿痛加重，肿块变软，有应指感，溃破或切开引流后，肿痛减轻。如脓液流出不畅，肿痛不消，可有"传囊"之变。溃后不收口，渗流乳汁或脓液，可形成乳漏。

2. 多有恶寒发热、头痛、周身不适等症。

3. 患侧腋下可有臀核肿大疼痛。

4. 患者多数为哺乳妇女，尤以未满月的初产妇为多见。

5. 血白细胞总数及中性粒细胞增高。

[辨证分型]

1. 气滞热壅

乳汁淤积结块，皮色不变或微红，肿胀疼痛。伴有恶寒发热，头痛，周身酸楚，口渴，便秘。苔黄，脉数。

2. 热毒炽盛

壮热，乳房肿痛，皮肤焮红灼热，肿块变软，有应指感。或切开排脓后引流不畅，红肿热痛不消，有"传囊"现象。舌质红、苔黄腻，脉洪数。

3. 正虚毒恋

溃脓后乳房肿痛虽轻，但疮口脓水不断，脓汁清稀，愈合缓慢或形成乳漏。全身乏力，面色少华，或低热不退，饮食减少。舌质淡、苔薄，脉弱无力。

[治疗]

1. 取穴

主穴：阿是穴、膻中、乳根、期门、肩井。

配穴：气滞热壅者加合谷、太冲、曲池，热毒炽盛者加大椎、内庭、足临泣，正虚毒恋者加胃俞、足三里、三阴交。

2. 操作方法

未成脓时以细火针围刺，根据肿块大小进针约 1~3 分，点刺 3~5 针，不留针；成脓期以中粗火针对准脓肿波动明显处点刺，使脓尽出，可用火罐辅助排脓；溃破期以中粗火针散刺溃破处周围。其他主穴可用细火针点刺不留针，或用毫针泻法；配穴一般用毫针刺，虚补实泻，留针 30 分钟。病灶部位可予以 TDP 神灯照射，照射距离 30cm 左右，以患者舒适为宜。

3. 要领及注意点

尽早进行针灸治疗有可能消散肿块，防止化脓。化脓后火针点刺时要将脓液尽量全部排尽。针刺膻中穴时，针尖指向患侧乳房；针刺乳根穴时，针尖向上刺入乳房底部，忌直刺、深刺，以免损伤内脏；肩井略向后斜刺，不可直刺、深刺，以免刺到肺尖。

[典型医案]

迟某，女，37 岁。

右侧乳房红肿疼痛 2 个半月。患者于 1986 年 8 月产后几日，自感乳房疼痛难忍，发热 38℃ 以上，被某院外科诊断为乳腺炎。注射青霉素，口服红霉素、止痛片等均无效。乳房肿胀疼痛，高热达 40℃，发病已经 2 周，西医建议手术切开，患者不愿手术。后至某中医院外科，诊断为"乳痈"，经外敷、内服中药及抽脓等法治疗近 2 个月，病情时好时坏，脓液排空后疮口不能愈合，又重新聚脓，如此反复不愈。

患者体略胖，面色赤。舌尖红、苔薄白，脉弦滑。辨证为毒热仍盛，气血瘀滞不通。刺法：以中等火针速刺疮口局部 3 针，患者当时立感疼痛消失，1 天后脓液肿胀皆除，共治疗 3 次，不久即脱痂痊愈。

[临证备要]

现代医学认为，乳腺炎是乳腺组织的化脓性炎症，乳腺腺泡产生的乳汁不能渗透进入乳腺小叶中，引起局部肿块或硬结。根据其临床表现，分为三期：郁乳期、成脓期及溃破期。

中医学认为，本病与足阳明胃经和足厥阴肝经关系最为密切，凡乳房不洁、火热邪毒内侵，或忧思恼怒、肝郁化火，均可导致乳络闭阻，化热成脓。火针点刺局部在郁乳期可以热引热、消肿解毒，在成脓、溃破期可开门祛邪、排脓祛腐生肌。膻中、乳根、期门、肩井都是治疗乳房疾病的要穴，用之可疏通乳络。气滞热壅者加合谷、太冲、曲池以疏肝解郁、宽胸理气、清热解毒；热毒炽盛者加大椎、内庭、足临泣清泻火毒壅滞；正虚毒恋者加胃俞、足三里、三阴交补益脾胃之气血、扶正祛邪。

毫针治疗本病初期效果较好，配合按摩、热敷疗效更佳。火针适合乳痈各期，尤其是中后期，可使患者免受手术引流之苦。

预防本病应加强哺乳期护理，做到哺乳姿势正确，乳头保持清洁，哺乳前后要清洗；保持乳管通畅，乳汁排空；睡眠姿势尽量采取仰卧位，避免侧卧位挤压乳房，导致乳汁淤积，发生乳痈。饮食应清淡，忌辛辣油腻之品。

二、乳癖

乳癖是指乳房部位出现大小不等、形状不同、表面光滑、推之移动、有压痛或胀痛的肿块，每因喜怒而消长，常在月经前加重，月经后缓解。相当于西医的乳腺增生，西医认为本病与女性体内激素失衡，黄体酮分泌减少、雌激素相对增多有关。

[诊断要点]

1. 多数在乳房外上象限有一扁平肿块，扪之有豆粒大小韧硬结节，可有触痛。肿块边界欠清，与周围组织不粘连。

2. 乳房可有胀痛，每随喜怒而消长，常在月经前加重，月经后缓解。

3. 本病多见于 20 ~ 45 岁妇女。

4. 钼钯 X 线乳房摄片、冷光源强光照射、液晶热图像等检查有助诊断。必要时做组织病理学检查。

[辨证分型]

1. 肝郁痰凝

多见于青壮年妇女。乳房肿块随喜怒消长，伴有胸闷胁胀、善郁易怒、失眠多梦、心烦口苦。舌苔薄黄，脉弦滑。

2. 冲任失调

多见于中年妇女。乳房肿块月经前加重，经后缓减。伴有腰酸乏力，神疲倦怠，月经先后失调，量少色淡，或经闭。舌淡、苔白，脉沉细。

[治疗]

1. 取穴

主穴：阿是穴、膻中。

配穴：肝郁痰凝者加内关、丰隆、足临泣、太冲，冲任失调者加肝俞、肾俞、关元、三阴交、照海。

2. 操作方法

病人取仰卧位，暴露针刺穴位后用75%酒精常规消毒，主穴以中粗火针针刺，点刺乳房压痛点（阿是穴）、增生条束状硬结节中心及周围3～5针，一般速刺不留针，针刺深浅视硬结节深度而定。条束状硬结节中心可留针5～10分钟。膻中穴，毫针沿任脉向下透刺2～3寸。配穴可用火针点刺，不留针，深度较毫针刺法浅；或用毫针刺法也可，虚补实泻。

3. 要领及注意点

根据乳房压痛点的范围及疼痛程度决定火针的针数及针刺深浅。不可未诊察到阿是穴和增生组织而轻易针刺，否则不但起不到效果，反而有可能刺伤正常的乳腺组织。针刺前先做影像学检查以排除恶性病变。

[**典型医案**]

谢某，女，49岁。2011年8月17日初诊。

患者既往因耳鸣、胃炎、腿寒等病症来我处针灸，1周前发现双乳房有数处肿块，右侧稍大，如枣核大小，经彩超检查为良性增生。伴有畏寒，耳鸣，失眠，胃痛，有时腹泻，双下肢发凉，腰酸乏力，神疲倦怠，已绝经。舌淡质暗、苔白，脉沉细。证属脾肾阳虚、冲任失调。

火针点刺阿是穴、膻中，毫针刺神庭、百会、听宫、翳风、中脘、下脘、气海、关元、天枢、照海、足临泣，足三里、三阴交温针灸。治疗2次后，患者感觉火针较疼痛，说先不用火针点刺局部，余病仍按上方治疗数次，后因故停针。1个月后再来针灸时，患者高兴地告知，乳腺增生消失了。

[临证备要]

乳癖多由情志内伤，冲任失调，痰瘀凝结而成。以乳房发生肿块和疼痛且与月经周期相关为特点，多见于中、青年妇女，其病因与肝、脾、肾三脏和冲、任等经脉关系密切。现代医学认为，本病与雌激素分泌增多、内分泌失调有关。治则以疏肝理气、健脾化痰、补益肝肾、调理冲任为主。火针点刺阿是穴和增生组织可直达病所，温通经脉、化痰散结。火针还能激发人体的阳气，启动命门之元阳，增强经络对气血的营运与推动作用，以开闭掘塞、疏通经络，既可补虚，又可祛邪。膻中为任脉穴，八会穴之气会，针之可行气活血，与阿是穴共为主穴。

肝郁痰凝型多见于发育期青壮年，此型女子情绪波动较大，易于激动，故常易出现肝气郁滞，以致气滞血瘀而成此病。内关为手厥阴心包经穴，通阴维脉，善于调理气血、安神定志。足临泣为足少阳胆经穴，通带脉，太冲为足厥阴肝经之原穴，肝胆相表里，刺此两穴可调节肝经气机、解郁除滞。丰隆为足阳明胃经之络穴，善于化痰通络。

冲任失调型多见于更年期、绝经期妇女，此时女子因生育、劳累，加之体质积虚，可出现肝肾两亏之虚证，妇女因生理机能发生改变，常伴有多种症状出现，呈现虚实夹杂之征象。冲任之脉与肝肾经脉关系密切，调补肝肾即调补冲任之脉也，故用肝俞、肾俞。关元为任脉穴，与肝、脾、肾三经相交，三阴交是肝、脾、肾三经之交会穴，均为妇科要穴。照海穴可调理肾中阴阳，并可软坚散结。

心理上的治疗也非常重要，不良的心理因素，如过度紧张、忧虑悲伤，可造成神经衰弱，加重内分泌失调，促使增生的发生和加重。故应解除各种不良的心理刺激，心理承受能力差的人更应注意。少生气，保持乐观心态有利于增生早日康复。生活要有规律、劳逸结合，保持性生活和谐，可调节内分泌失调。保持大便通畅会减轻乳腺胀痛感。禁止滥用避孕药及含雌激素的美容用品，不吃用雌激素喂养的鸡、牛肉，避免人工流产，产妇多喂奶，均能防患于未然。

三、痛经

妇女在行经前后或经期出现下腹及腰骶部疼痛，甚至剧痛难忍，伴恶心呕吐、出冷汗，并伴随月经周期而发作者，称为痛经。现代医学认为，痛经与子宫发育不良、子宫位置前屈或后倾、子宫内膜异位及盆腔炎症有关，临床上分原发性及继发性两种。

[诊断要点]

1. 具有明显的腹痛现象。

2. 原发性痛经多发生于未婚及不孕的妇女；继发性痛经应注意生殖器官疾患，如盆腔炎或子宫内膜异位症等。

3. 妇科检查大多盆腔及生殖器官无明显异常，少数病人可见子宫发育欠佳、宫颈口狭小、子宫过度倾曲。

4. 基础体温测定呈双相曲线。

5. 经血前列腺素测定显示有异常增高。

[辨证分型]

1. 气血瘀滞

经前或经期小腹胀痛拒按，或伴乳胁胀痛。经行量少不畅，色紫黑有块，块下痛减。舌质紫暗或有瘀点，脉沉弦或涩。

2. 寒湿凝滞

经行小腹冷痛，得热则舒，经量少，色紫暗有块。伴形寒肢冷，小便清长。苔白，脉细或沉紧。

3. 肝郁湿热

经前或经期小腹疼痛，或痛及腰骶，或感腹内灼热。经行量多质稠，色鲜或紫，有小血块。时伴乳胁胀痛，大便干结，小便短赤，平素带下黄稠。舌质红、苔黄腻，脉弦数。

4. 气血亏虚

经期或经后小腹隐痛喜按，经行量少质稀。形寒肢疲，头晕目花，心悸气短。舌质淡、苔薄，脉细弦。

5. 肝肾亏损

经期或经后小腹绵绵作痛，经行量少，色红无块。腰膝酸软，头晕耳鸣。舌淡红、苔薄，脉细弦。

[治疗]

1. 取穴

主穴：中极、次髎。

配穴：气血瘀滞配气海、地机、血海；寒湿凝滞配三阴交、地机、命门、十七椎，可加灸；肝郁湿热配太冲、阴陵泉、足临泣；气血亏虚配肾俞、足三里，加灸中脘；肝肾亏损配肝俞、肾俞、太溪、照海。

2. 操作方法

以火针疗法为主，辅以毫针和灸法。刺法：选用1.5寸长中粗火针，中极、气海、命门、十七椎穴针刺深度为0.5寸，次髎穴深度为0.5~1.5寸，背俞穴针刺深度为0.3~0.5寸。其他配穴均以毫针施术，足三里、太溪用提插捻转补法，阴陵泉、三阴交、太冲、地机、血海、照海、足临泣用泻法，留针20~30分钟。月经前3~5天开始治疗，连续治疗至痛经完全消失为止，共治疗3个周期。

3. 要领及注意点

虚证痛经火针点刺较浅，实证痛经火针点刺较深，次髎穴要点刺到骶后孔中，中极穴可在穴区点刺数下。腹部穴注意控制进针深度。留针时间根据痛经程度来定，痛经症状重者留针时间长。

[典型医案]

杨某，女，42岁。2011年5月6日初诊。

患者近年来痛经逐渐加重，经妇科检查为慢性盆腔炎，经中西药物治疗无明显减轻。平时形寒肢疲，头晕目花，心悸气短。经期小腹疼痛，遇寒或疲劳时痛甚，小腹按之痛，腰酸沉，经量少，色黑有血块，形寒肢冷，精神萎靡，难以坚持上班。舌质淡、苔薄白腻，脉细弦。证属胞宫寒湿凝滞，气血亏虚。治以温经散寒、除湿祛瘀、补益气血。取穴：肾俞、次髎、十七椎、中极、关元、地机火针点刺；中脘、气海、中极毫针刺，用补法；足三里、三阴交温针灸。1次治疗后疼痛消失，次日小腹微痛，再针未取腰部穴，余穴同初诊。此后连续3个月经周期均针灸2次，嘱其月经前期注意保暖休养，平时服中药调补气血。此后，月经期间腹痛轻微可忍。

[临证备要]

此病属中医"经行腹痛"、"经前腹痛"、"经后腹痛"范畴。虽然引起痛经的原因很多，但不外乎外感风寒、情志过极和劳倦体虚等原因。病机为寒湿凝滞或肝郁气滞导致气血运行不畅，经血滞于胞中而痛；或由于肝肾亏损，气血虚弱，冲任亏虚，胞脉失养而致。

火针温热刺激穴位，激发经络之气可调整机体的病理状态，达到疏通经脉、调和阴阳、扶正祛邪的目的。中极穴是任脉经穴，为女子蓄血之处，可通调冲任脉气、通经行血，也是任脉与足三阴经的交会穴，故可调理肝肾、活血散邪。次髎穴为足太阳膀胱经穴，与肾经相表里，位居腰骶，具有清利湿热、理气调经之效，又次髎穴中的骶神经直达小腹，刺激之可有明显的镇痛作用。地机、血海、三阴交均为足太阴脾经穴，是调理妇科病的常用穴。命门、肾俞可温肾散寒，气海补气调经。阴陵泉、足临泣可清下焦湿热，太溪、照海滋肾降火。太冲为肝经原穴，是下身镇痛要穴。十七椎又名腰孔，虽名为经外奇穴，但实居督脉之上，与督脉关系密切，督脉总督一身之阳，为"阳脉之海"，具有调节全身诸阳经经气之功能，故取之可通调诸阳，通而不痛。从解剖部位上看，十七椎下有第五腰神经分布，与其他神经形成盆丛，组成子宫阴道丛等次级丛，分布于生殖器，故针刺十七椎可调节子宫收缩，解除子宫痉挛性收缩，从而达到止痛的目的。诸穴合用，痛经可除。

针灸对原发性痛经疗效显著，不仅镇痛作用强，还可改善全身症状，调整内分泌功能及月经周期，一般连续治疗 2 ~ 3 个周期可获痊愈；对继发性痛经，针灸可减轻症状，但难以彻底治愈。火针治疗痛经，除强调辨证求因及"审因论治"外，尚需掌握针治时机，如在来月经前 3 ~ 5 天开始治疗，可获得预期效果。

患者平时应注意规律生活、劳逸结合、适当营养及充足睡眠。宜进行体育锻炼，增强体质。经期注意卫生、保暖，避免重体力劳动、剧烈运动及精神刺激，防止受凉、冷水浴、游泳，不要过食生冷、酸涩、辛辣食物。痛经原因很多，针灸效果不佳时，应做妇科检查，明确诊断后施治。若器质性病变较重，应配合进行相应的病因治疗，才能取得满意的效果。

四、闭经

闭经系因血枯精亏或气滞痰阻，导致女子年逾 18 周岁月经未至，或正常月经周期建立后，非怀孕而又停经 3 个月以上的月经病。

[诊断要点]

1. 女子年逾 18 周岁，月经尚未初潮者，属原发性闭经。

2. 女子已行经而又中断 3 个月以上者，属继发性闭经。

3. 须与妊娠期、哺乳期、绝经期等生理性停经相鉴别。

[辨证分型]

1. 肾气不足

年逾 18 周岁，月经未至或来潮后复闭，素体虚弱，头晕耳鸣，第二性征不足，腰腿酸软，腹无胀痛，小便频数。舌淡红，脉沉细。

2. 气血亏虚

月经周期后延，经量偏少，继而闭经，面色不荣，头晕目眩，心悸气短，神疲乏力。舌淡边有齿印、苔薄，脉细无力。

3. 痰湿阻滞

月经停闭，形体肥胖，神疲嗜睡，头晕目眩，胸闷泛恶多痰，带下量多。苔白腻，脉濡或滑。

4. 阴虚内热

月经先多后少，渐致闭经，五心烦热，颧红升火，潮热盗汗，口干舌燥。舌质红或有裂纹，脉细数。

5. 血寒凝滞

经闭不行，小腹冷痛，得热痛减，四肢欠温，大便不实。苔白，脉沉紧。

6. 血瘀气滞

月经闭止，胸胁胀满，小腹胀痛，精神抑郁。舌质紫暗、边有瘀点、苔薄，脉沉涩或沉弦。

[治疗]

1. 取穴

主穴：关元、中极、归来、血海、三阴交。

配穴：肾气不足者取穴以背俞、任脉穴为主，主穴加肾俞、太溪，可加灸法。气血亏虚者取穴以背俞穴及足太阴脾经、足阳明胃经穴为主，加脾俞、膈俞、足三里、气海，可加灸法。痰湿阻滞者取穴以任脉、足阳明胃经穴为主，加膻中、中脘、气海、丰隆，可加灸法。阴虚内热者取穴以足少阴肾经穴、背俞穴为主，加心俞、肾俞、太溪、太冲。血寒凝滞者取穴以任、督脉穴为主，加命门、合谷，可加灸法。气滞血瘀者取穴以任脉穴、足厥阴肝经穴为主，加太冲，可加灸法。

2. 操作方法

腹部穴以火针点刺为主，以中细火针连续点刺 2~3 下，深度以 2~3 分为宜，腹部火针点刺一般不超过 0.5 寸。配穴可用火针点刺，深度较毫针刺法略浅；或用毫针刺法也可，虚补实泻。针灸隔日 1 次，10 次为一疗程。

3. 要领及注意点

腹部火针只要不刺到腹腔，还是比较安全的，但仍要控制好火针深度。四肢穴以毫针补法为主，也可用火针，酌用灸法。

[典型医案]

张某，女，21 岁，未婚。2011 年 6 月 20 日初诊。

闭经 4 个月。既往月经常延后，经量少，渐至闭经。伴有头晕失眠，面色不荣，神疲乏力，四肢欠温。舌淡边有齿印、苔薄，脉细无力。证属气血亏虚，冲任失养。取关元、中极、归来、气穴火针点刺，百会、安眠、神庭、血海毫针补刺，三阴交温针灸。经针灸 8 次，月经来潮。随访 3 个月，周期正常，其他症状明显减轻。

[临证备要]

中医认为，闭经的发病机制为冲任气血失调，有虚、实两方面。虚者由于冲任亏败，源断其流；实者则因邪气阻隔冲任，经血不通。常见的病因有肾虚、脾虚、血虚、气滞血瘀、寒凝血瘀、痰湿阻滞等。运用火针治疗闭经，主穴由关元、中极等腹部穴和妇科常用穴血海、三阴交组成。关元、中极是足三阴经与任脉的交会穴，在调理任脉的同时还可调理脾、肝、肾。归来是足阳明胃经穴，有归复回纳的意思，是治疗闭经的传统穴位。血海善于调理血分病，三阴交善于治疗妇科病，同为脾经穴，可健脾益血。火针点刺以上主穴，可调理脏腑功能并强力温通经脉，是治疗闭经的适宜疗法。其他配穴随证加减，可提高疗效。

临床遇到闭经患者，首先要排除意外怀孕，其次要做一些妇科检查，尽量明确闭经的原因。对精神刺激、营养不良和某些内分泌失调引起的闭经，针灸有较好的疗效。

五、带下

带下病系由湿邪影响冲任，带脉失约，任脉失固，导致阴道分泌物量多或色、质、气味有异常改变。本病多见于西医学的阴道炎、子宫炎、盆腔腹膜炎、盆腔结缔组织炎和输卵管卵巢炎等。

[诊断要点]

1. 带下量多，绵绵不绝。

2. 带下量虽不多，但色黄或赤或青绿；质稠浊或清稀如水，气腥秽或恶臭。

3. 疲乏、下腹坠胀、腰酸症状较为明显，并且多在经期前后或性交、劳累后加剧。

4. 若输卵管粘连阻塞可致不孕，可有月经失调或月经过多。

5. 须与输卵管和子宫体、颈的恶性肿瘤相鉴别。

[辨证分型]

1. 脾虚湿困

分泌物色白或淡黄，量多如涕，无臭，绵绵不断，恶心纳少，腰酸神倦。舌淡胖、苔白腻，脉缓弱。

2. 肾阴亏虚

分泌物色黄或兼赤，质黏无臭，阴户灼热，五心烦热，腰酸耳鸣，头晕心悸。舌红、苔少，脉细数。

3. 肾阳亏虚

分泌物量多，清稀如水，或透明如鸡子清，绵绵不绝，腰酸腹冷，小便频数清长，夜间尤甚。舌质淡、苔薄白，脉沉迟。

4. 湿热下注

分泌物量多，色黄或兼绿，质黏稠，或如豆渣，或似泡沫，气秽或臭，阴户灼热瘙痒，小便短赤，或伴有腹部掣痛。舌质红、苔黄腻，脉濡数。兼肝胆湿热者，出现乳胁胀痛，头痛口苦，烦躁易怒，大便干结。舌红、苔黄，脉弦数。

5. 肝郁气滞

分泌物增多与情绪相关，胸闷喜太息，乳房胀痛，月经不调，脉弦。

6. 冲任虚寒

带下清稀，腰腹凉，月经不调，或久不受孕，脉细弱。

[治疗]

1. 取穴

主穴：中极、水道、归来、三阴交、次髎。

配穴：辨证属脾虚湿困者加阴陵泉、足三里、丰隆；肾阴亏虚者，加肾俞、太溪；肾阳亏虚者，加命门、关元，可灸；湿热下注者，加子宫、阴陵泉、蠡沟；肝郁气滞者，加肝俞、太冲；冲任虚寒者，加气海、足三里，可灸。

2. 操作方法

先让患者取俯卧位，局部消毒后，选择中粗火针，将针烧红至白亮，迅速刺入肾俞、命门、次髎，深2～3分，不留针。然后再令患者取仰卧位，局部常规消毒，选定腹部腧穴，用中细火针只点刺不留针，刺 3~4 分深。下肢穴可用火针，也可用毫针或温针灸，毫针和温针灸留针 30 分钟。

以上治疗每周 3 次，1 个月为一疗程，连续治疗两个疗程，月经期停止治疗。患者自觉症状有明显改善时，治疗可改为每周 2 次，或根据病情再减为每周 1 次，直至患者痊愈。

3. 要领及注意点

火针要求速入速出，症重者每穴可点刺 2~3 下，控制好火针深度。出针后，用干棉球按压针孔，可以减轻疼痛。

[典型医案]

刘某，女，46 岁。2011 年 3 月 7 日初诊。

主诉：小腹胀痛 6 月余。以右侧为重，得热则舒，带下量多，色淡黄，月经期延长，有时淋漓不尽。伴面色萎黄，腰酸乏力，纳少神倦，肢冷膝痛。舌淡胖有瘀斑、苔薄白腻，脉沉缓弱。曾服中药，无明显效果。妇检：外阴发育正常，阴道通畅，宫颈略肥大，轻压痛、活动度差，右侧有肌瘤数个。西医诊断：慢性盆腔炎、子宫肌瘤。中医诊断：带下、癥瘕。辨证：脾肾两虚，瘀凝胞宫。治疗：火针点刺关元、中极、水道、归来、阿是穴、次髎、肾俞，足三里、三阴交温针灸，血海、阴陵泉、隐白、太白毫针刺。患者治疗 1 个疗程后症状明显好转，2 个疗程后白带消失，月经恢复正常，子宫肌瘤缩小。

[临证备要]

本病发生的病因病机主要是脏腑功能失常，湿从内生；或下阴直接感染湿毒虫邪，致使湿邪损伤任、带，使任脉不固，带脉失约，湿浊下注胞中，流溢于阴窍，发为带下病。带下病的辨证有虚实之分，临床以实证较多，尤其合并阴痒者更为多见。一般带下量多、色白，质清无臭者，属虚；带下量多，色、质异常有臭者，属实。本病的治疗以祛湿为主。脾虚者，健脾益气、升阳除湿；肾虚者，补肾固涩、滋肾温阳，佐以健脾除湿；湿热者，清热利湿；湿毒者，清热解毒利湿。

火针治疗取腹部穴为主。关元、中极为足三阴经与任脉之交会穴，通于胞宫，联系冲任，针之可通调冲任、补肾助阳、利湿逐瘀。水道、归来为足阳明胃经穴，胃与脾同为后天之本，共生精微，针之可调补脾胃，又因两穴位居腹部，邻近胞宫，其穴善治妇科诸疾。三阴交为足三阴经之交会穴，可疏理肝脾、补肾养肝、调理气血，为妇科之要穴。次髎属足太阳膀胱经，位于腰骶部，与肾、膀胱、督脉关系密切，既能清利湿热、理气调经，又可强腰壮肾、调补冲任。另，阴陵泉、足三里、丰隆、肾俞、太溪、命门、子宫、蠡沟、太冲、气海等穴也是治疗带下病的常用穴，可根据病情酌情配伍使用。火针诸穴能扶正助阳、温通经络，并能祛邪引热、理气活血，促进盆腔局部血液循环，改善组织营养状态，提高新陈代谢，以利炎症吸收和消退。

带下病是相对难治的疾病，火针与其他疗法相比，治愈率高、疗程短、复发率低、无副作用。带下虚证，可配合中药调补；带下实证，若有感染者，可配合针对性的抗生素治疗，但不可盲目使用抗生素。阴痒蚀烂者，应配合阴道冲洗和栓剂等外治法。如带下五色夹杂，如脓似血，奇臭难闻，当警惕癌变，应做必要的检查以明确诊断。

六、子宫肌瘤

子宫肌瘤是女性生殖器官中最常见的良性肿瘤，也是人体中常见的肿瘤之一，主要由子宫平滑肌细胞增生而形成，其中有少量结缔组织纤维仅作为一种支持组织而存在。多发于生育期妇女，在30~50岁女性中发病率较高。临床表现以不规则阴道出血、月经量多、经期延长、经期腹痛、腰痛、下腹部包块为主症。肌瘤大者，可出现压迫症状，如尿频、排尿困难，并可导致流产、早产、难产及不孕。根据肌瘤生长部位的不同，临床分为肌壁间肌瘤、浆膜下肌瘤、黏膜下肌瘤、子宫颈肌瘤四种。子宫肌瘤属于中医"癥瘕"范畴。

[诊断要点]

1. 病史

有月经过多或不规则出血、下腹部包块史等。

2. 妇科检查

发现子宫不规则增大或均匀性增大，如浆膜下肌瘤在子宫表面可扪及单个或数个结节状突起，质硬；黏膜下肌瘤有时可使宫口开大，并通过宫口触到宫腔内肌瘤的下端；如悬垂于阴道内，可看到瘤体并触摸到其蒂部。

3. 辅助检查

较小的肌瘤，尤其是黏膜下肌瘤，仅靠妇科检查，诊断比较困难。B超检查可以较明确地显示肌瘤的大小及部位，是诊断子宫肌瘤的主要手段之一。诊断性刮宫可以感觉到内膜有突起或明显不平。通过以上检查，诊断一般无困难。对肌瘤增长迅速或绝经后仍继续增大、由软变硬者，应考虑有恶变之可能。

[辨证分型]

1. 气滞型

小腹胀满，积块不坚，推之可移，痛无定处，经前乳房胀痛，易怒。苔薄润，脉沉弦。

2. 血瘀型

胞中积块坚硬，固定不移，疼痛拒按，面色晦暗，月经量多或经期延长。舌边瘀点，脉沉涩。

3. 痰湿型

下腹包快时时作痛，按之柔软，带下较多，色白质黏腻，畏寒，胸脘痞闷。舌苔白腻、舌质暗紫，脉细濡或沉滑。

[治疗]

1. 取穴

主穴：中极、关元、水道、归来、阿是穴、痞根。

配穴：气滞型配膻中、太冲，血瘀型配血海、照海、隐白，痰湿型配中脘、丰隆、三阴交。

2. 操作方法

以中火针快速点刺腹部经穴、痞根，不留针，深度 0.5 寸左右。若能正确定位子宫肌瘤处（阿是穴），或针下有坚硬感、触及肿块时，针刺深度可达 2 寸，且可留针半分钟左右。腹部穴位针后用艾盒灸烤 20 分钟。其余穴用毫针刺，泻法为主。若体虚，则毫针补足三里、三阴交，或用温针灸。每周针灸 2～3 次，连续治疗，肌瘤体积缩小一半以上后，每周针灸 1～2 次。

3. 要领及注意点

在没有把握，特别是有肠溃疡的情况下，火针不宜深刺，以免伤及大小肠和膀胱。腹部穴位火针刺后还可再用毫针刺，以加强刺激。本病为本虚标实之证，治疗中若患者出现虚象，应注意调补。

[典型医案]

王某，女，50 岁。

患者于 2008 年 8 月体检查出子宫肌瘤，两瘤体大小分别为 3.9cm×3.6cm 和 2.6cm×1.8cm。现症：面色黄，形体肥胖，胃脘胀满，腰酸，月经大致正常，小腹压痛。舌胖、苔厚，左脉弦滑。血压正常。辨证为脾虚湿胜，痰湿阻滞。治则：健脾燥湿，化痰通络。取穴：中极、关元、水道、归来、痞根、足三里、三阴交、太冲、照海。刺法：用火针点刺中极、关元、水道、归来、痞根、八髎，再用毫针先补后泻以上穴位，针深 1～1.5 寸。结果：经过 30 次治疗，B 超检查示：2.6cm×1.8cm 的瘤体已经消失，3.9cm×3.6cm 的瘤体已缩小为 1.9cm×1.6cm。又经过 3 个疗程的治疗，1.9cm×1.6cm 的瘤体也已消失，临床痊愈。

[临证备要]

中医学认为，本病乃由正气虚弱，冲任失调，气血运行不畅，凝滞于胞宫，搏结不散，积累日久而成。病理因素可分为气滞、血瘀、痰湿，病理性质为冲任胞宫瘀血，并具备本虚标实的特征。古人对本病论述颇多。《针灸聚英》云："凡癥瘕结积之病，甚宜火针。"火针温热刺激一定穴位，激发经络之气调整机体的病理状态，达到疏通经脉、调和阴阳、扶正祛邪的目的。

中极、关元均为任脉与足三阴经的交会穴，可补冲任及调理肝、脾、肾经之气，推动气血运行，同时防止经血妄行；水道、归来为足阳明胃经在下腹部的穴位，可加强调理冲任、活血化瘀的作用；痞根散结消痞，治一切瘀滞之证。针刺阿是穴病灶局部可直接温化凝滞之物。火针治疗像子宫肌瘤一类的器质性病变较毫针有更好的疗效，临床上已有不少成功的例子。

现代医学认为，性激素代谢异常尤其是长期或大量的雌激素刺激，是子宫肌瘤发生和生长的诱因。本法治疗子宫肌瘤的作用原理可能与调整体内激素水平、调节内分泌功能有关，从而达到抑制子宫肌瘤生长的目的。

年纪较大的女性，如果短期内肌瘤迅速增大或绝经后阴道出血，要警惕是否发生恶变。绝经后再出现的肌瘤患者也容易发生恶变。

饮食方面，宜多吃新鲜水果、蔬菜、海带、海蜇、蘑菇、木耳、山楂等；慎食羊肉、虾、蟹、鳗鱼、咸鱼、黑鱼等发物，以及生冷、辛辣、酸涩食品；禁食桂圆、红枣、阿胶、蜂王浆等热性和含激素成分的食品。

子宫肌瘤压迫周围脏器时，宜手术切除。对于年龄在 40 岁以下、出血量多并出现贫血等并发症，且火针治疗效果不佳时，可以考虑手术根治。年龄大于 45 岁者宜火针治疗。度过更年期后，大都可不治而愈。经期要慎用活血化瘀的药物，以防出血量增加，并适当休息。出血量多，出现头晕眼花、心悸、面色苍白者应住院治疗，以防发生意外。

七、卵巢囊肿

卵巢囊肿是妇科常见病之一，可发生于任何年龄，尤见于生育期妇女，临床表现为少腹部位有结块，或胀满，或疼痛，或伴有月经失调、不孕等症，属于中医学"癥瘕"、"肠覃"等范畴。

[诊断要点]

卵巢囊肿早期可无任何症状，随着囊肿增大，临床上多表现为小腹疼痛不适，白带增多、色黄、异味，月经失常，不孕，通常小腹内可扪及一个坚实而无痛的肿块，有时会发生性交疼痛。当囊肿影响到激素分泌时，可能出现诸如阴道不规则出血等症状。如果囊肿发生蒂扭转，则有严重腹痛腹胀、呼吸困难、食欲降低、恶心及发热等。较大的囊肿会对膀胱造成压迫，引起尿频或排尿困难。

盆腔 B 超示卵巢囊肿；必要时可做核磁共振、检查肿瘤标志物以排除其恶性病变。

[辨证分型]

1. 气滞型

小腹胀满，积块不坚，推之可移，痛无定处，经前乳房胀痛，易怒。苔薄润，脉沉弦。

2. 血瘀型

胞中积块坚硬，固定不移，疼痛拒按，面色晦暗，月经量多或经期延长。舌边瘀点，脉沉涩。

3. 痰湿型

下腹包块时时作痛，按之柔软，带下较多，色白质黏腻，畏寒，胸脘痞闷。舌苔白腻、舌质暗紫，脉细濡或沉滑。

4. 脾肾阳虚型

腹部绵绵作痛，按之柔软，面色苍白，恶寒，饮食不香，月经量少、质稀色淡。舌淡苔薄白，脉沉。

[治疗]

1. 取穴

主穴：阿是穴、天枢、关元、中极、三阴交、子宫。

配穴：辨证属气滞型加膻中、太冲；血瘀型加委中、血海、照海；痰湿型加足三里、丰隆、阴陵泉；脾肾阳虚者加灸神阙、关元，针脾俞、肾俞。

2. 操作方法

以中粗火针点刺肿物的中心及两端，速刺不留针。余穴施以常规毫针，每次选取 3～4 个穴进行温针灸，每周 3 次。若经期血量多，则停止针灸，待月经干净 3 天后再进行治疗。

3. 要领及注意点

用火针治疗卵巢囊肿时，一般主张深刺，要求达肿物内部。本病针刺之前要排空小便。针刺腹部穴位，一般来说，有针感后即可，以针感向阴道或大腿内侧传导扩散为佳。

[典型医案]

唐某，女，38 岁。

患者曾流产一次，以后未再受孕。多次检查，均诊断为"左侧多发性假黏液性卵巢囊肿"、"继发性不孕"。查体：左小腹可扪及 16cm×16cm 和 14cm×14cm 肿块两个，表面光滑、坚硬、推之不移、无压痛。月经正常，胃纳及二便正常，面黄。舌苔薄白，脉细弦。辨证为痰湿凝聚。刺法：用中等火针，速刺法，点刺左侧小腹部肿物，深至肿物中心，每个肿物点刺3针。3天治疗1次，火针治疗3次后肿物缩小，7次后左小腹基本触不到肿物。治疗13次后，经妇科检查未触及原肿物。

[临证备要]

现代医学对本病的诊断分型较为复杂，临床治疗常采用抗生素抗感染、手术治疗或在B超定位下穿刺抽取囊液，但有术后盆腔粘连或再次形成囊肿的风险。

卵巢囊肿属于中医"癥瘕"的范畴，总体上与气滞、血瘀有关，或兼夹寒邪，因气滞、血瘀、寒凝导致痰湿停留、气血凝聚，渐成肿块，久病伤及脾肾阳气。故临床治疗本病时多以行气化瘀、化痰通络、温补脾肾为治疗原则。

从取穴上讲，火针点刺阿是穴最为直截了当，可直接温通经络、化痰散结。天枢为治疗妇科癥瘕之常用穴，《针灸大成》中记载该穴可治"妇人女子癥瘕，血结成块，漏下赤白，月事不时"，故取天枢以化癥瘕、通经络。关元、中极系足三阴经、任脉之会，主治腹部诸疾，功可培补元气。三阴交为治疗妇科病之经验穴，既可活血化瘀又可疏通肝脉、补益肾气。子宫穴为局部取穴，针刺可直达病所，使肿块得化。从治疗特点上讲，运用温针灸法，目的在于加强活血化瘀通络之力；腹部的关元、神阙用灸法，有补益元气之作用。诸法共奏行气止痛、活血化瘀、温阳散结之功。

火针治疗卵巢囊肿已有不少成功案例，相对其他疗法有很大优势，但治疗前必须明确诊断，排除恶性病变。若囊肿生长较快，要考虑手术疗法。若症状较重，妇检或B超提示卵巢肿瘤蒂扭转者，也应考虑手术治疗。若发现为恶性肿瘤者，应及早手术，术后再用中西医结合疗法治疗。

卵巢囊肿较易复发，因此要注意日常调理，改善卵巢囊肿发生的内在环境。如积极锻炼身体以增强体质、保持良好的心理状态、戒烟限酒、劳逸结合、规律生活等。

八、外阴白斑

外阴白斑是指出现在妇女阴部的局灶或弥漫性萎缩性白色病变。可发生于任何年龄的女性。患者多感外阴部位瘙痒或疼痛，夜间感觉明显，有时甚至因搔抓而致皮炎，白斑严重时亦可蔓延至会阴部或肛门周围，严重影响患者的生活质量。中医学没有"外阴白斑"这一病名，据其外阴及阴道瘙痒等症状，当归属于妇科杂病的"阴痒"范畴。

[诊断要点]

临床表现为外阴瘙痒、疼痛，外阴局部或弥散性皮肤黏膜脱色、变白，组织粗糙、肥厚、增生或角化变硬或萎缩变薄、皲裂、弹性降低或消失，甚至组织粘连、溃疡、红肿溃烂。

[辨证分型]

1. 肝经湿热

阴部瘙痒，甚至刺痛，坐卧不安，带下量多，或白或黄，或呈泡沫、米泔水样，质稠气臭，心烦胸闷，口苦而腻，脘闷纳呆。舌苔黄腻，脉弦数。

2. 肝肾阴虚

阴部干涩，灼热瘙痒，带下量少、色黄，五心烦热，头晕目眩，时有烦热汗出，腰酸耳鸣。舌红少苔，脉细数。

3. 血虚化燥

外阴皮肤变白无光泽，干燥、皲裂，夜间痒重，口干，大便干燥。舌淡，脉细。

4. 脾肾阳虚

外阴皮肤变白，萎缩与增厚粗糙相间，形寒肢冷，大便溏薄，腰酸腿软。舌淡苔白，脉沉细。

[治疗]

1. 取穴

主穴：阿是穴、急脉、大敦、蠡沟、中极、关元、三阴交。

配穴：肝经湿热加行间、曲骨；肝肾阴虚加曲泉、太溪、照海；血虚化燥加脾俞、足三里、血海；脾肾阳虚加命门，配以灸法。

2. 操作方法

取中、细火针，烧至通红，速刺患部。根据病变部位生理特点及病变性质采用点刺、深刺、豹纹刺等刺法。余穴常规消毒后，用毫针刺入皮下，得气后行平补平泻手法，留针30分钟，留针期间可每隔10分钟行针一次。每周治疗3次，12周为一疗程。

3. 要领及注意点

白斑局部用火针点刺，深度约为0.1cm，以刺穿表皮为度，点刺时沿患处由外向内逐步点刺，两针之间相距约为1cm。一般每次点刺5~8针，如病变面积较大，可分次点刺。体质壮实而病情较重者，可适当深刺和采用豹纹刺法。月经期停止治疗。蠡沟针尖向上斜刺，以针感向大腿内侧放射为佳。

[典型医案]

尤某，女，68岁。

外阴瘙痒30余年，夜间加剧，用手抓痒破溃后流脓血，痛痒交加，十分痛苦。外阴皮肤干裂、萎缩变白，阴道口狭窄，性功能丧失，大小便不畅，急躁心烦易怒，头晕耳鸣，失眠多梦，记忆力减退，乏力。经各种方法治疗多年，效果不佳。望之形态消瘦，头发稀少、干枯，精神憔悴，面色苍白。舌淡苔白，脉沉细。妇科检查：外阴皮肤紧硬，阴毛脱落，大阴唇萎缩变薄，对称性脱色变白，阴蒂萎缩消失，大小阴唇萎缩变平。阴道口狭窄紧硬，弹性差，分泌物少。尿道口及肛门括约肌萎缩变硬，弹性差，有裂口。诊为萎缩性外阴营养不良，肝肾不足型。取穴：阿是穴、急脉、曲骨、会阴、命门、太溪。按上述刺法，经 12 周治疗，自觉症状消失，外阴丰满，色泽正常，白斑全部消退，阴毛密生，有光泽，双侧小阴唇及阴蒂新生，阴道通畅，分泌物增多，性功能恢复，临床痊愈。

[临证备要]

现代医学认为，本病的致病原因尚未十分明了。近年来，有趋向认为局部神经血管营养失调是造成外阴白斑的原因。中医学认为，其病因为肝肾亏损，阴部失于濡养，加上湿热长期浸渍而致。外阴为肝经循行所过之处，肝为风木之脏，赖精血柔养，才能疏泄畅达。若肾脏虚弱，精血不足，肝气失畅不能达于前阴，则致局部气血不足，血不润肤，故见局部干燥色白、阴痒等症。如肝经虚风内动，则瘙痒疼痛，病属阴不足，故夜间为甚。从经脉循行看，足厥阴肝经入毛中、过阴器，是与外阴联系最密切的经络，所以治疗上应以肝经为主。

白斑属阴，位于阴部更是阴中之阴，火针借火助阳，力专效宏，是阴疾的克星。火针速刺局部，促进了病灶处的血液循环，增加了抵抗力，改善了营养状况，故火针疗法是治疗本病的有效方法。

对脾肾阳虚的患者，可加用艾灸治疗。对热毒、湿热型患者，可加用刺络放血法。对体虚的患者，可配合中药内服调理。对外阴形态改变者，可采用一些矫形的方法。

外阴白斑的发生与体内环境的改变，包括内分泌紊乱、肝脾肾之间的功能不协调有关，也与外阴局部炎症的反复浸润有关，久治不愈可能会癌变，因此要早期诊断、早期治疗。外阴及阴道的炎症要及时治疗，以杜绝产生病变的外在因素。生活上要避免过于劳累，保证睡眠，调整好情绪，这些均有利于增强机体免疫力、改善内分泌失调。

第四章　皮肤科病症

○　○　○

一、黄褐斑

黄褐斑是发生在面部的黄褐色或灰黑色斑片，不高出皮肤，常见于鼻背两侧。类似于现代医学的黄褐斑。黄褐斑又称肝斑、蝴蝶斑，常见于面颊、鼻两侧及前额下部，呈不规则的片状、黄褐色的色素沉着斑，分布对称，形似蝴蝶状。多发于中青年女性，以青春期后、妊娠期妇女多发。

［诊断要点］

1. 面部皮损为黑斑，平于皮肤，色如尘垢，淡褐或淡黑，无痒痛。

2. 常发生在额、眉、颊、鼻背、唇等颜面部。

3. 多见于女子，起病有慢性过程。

4. 组织病理检查示：表皮中色素过度沉着，真皮中噬黑素细胞中也有较多的色素；血管和毛囊周围可有少数淋巴细胞浸润。

［辨证分型］

1. 气滞血瘀

颜面出现黄褐色斑片，腰膝酸软，或急躁易怒，胸胁胀痛。舌质暗、苔薄白，脉沉细。

2. 肝肾阴虚

黄斑褐黑，伴腰膝酸软，怠倦无力，身体羸瘦。舌红、苔少，脉沉细。

3. 脾胃失调

食欲不振，面色晦暗，脘痞腹胀，神疲乏力。舌苔厚，脉细弱或濡。

［治疗］

1. 取穴

主穴：阿是穴、颧髎、太阳、下关、曲池、合谷、肺俞、足三里。

配穴：辨证属气滞血瘀者加内关、膻中、血海、太冲、膈俞，肝肾阴虚者加肝俞、肾俞、太溪、三阴交，脾胃失调者加中脘、阴都、下脘、商曲。

2. 操作方法

常规消毒后，面部穴和黄褐斑处用细火针或毫火针点刺数下；其他部位用毫针常规刺，得气后虚补实泻，留针30分钟。

3. 要领及注意点

面部穴要浅刺，只刺到皮肤层，可微出血，不要多量出血，以免面部青紫影响美容。要事先跟病人讲清楚，面部可能会有小片青紫，数天或周余即可退去。

［典型医案］

尤某，女，46岁。2009年3月初诊。

患者双侧面部散在黄褐斑已有10余年，近年加重。伴有颈椎病，急躁易怒，胸闷腹胀，饮食无味，时有腹泻，腰膝酸软，月经失调，经血紫暗有块。舌质暗、苔薄白腻，脉沉细。辨证为肝郁气滞，脾肾不足。取穴：阿是穴、颧髎、太阳、下关、曲池、合谷、肺俞、膈俞、内关、膻中、中脘、阴都、下脘、商曲、血海、太冲、足三里、三阴交。刺法：面部穴及背俞穴火针点刺，肺俞、膈俞微出血后加拔火罐；足三里、三阴交温针灸；

腹部穴浅刺不求得气，余穴毫针刺法，微得气即可。因患者工作忙，第一周治疗 3 次，以后每周治疗 1 次。3 个月后，面部色斑渐渐褪去，其他症状也明显改善。

[临证备要]

黄褐斑多为情志不遂、劳伤脾土、肾精亏损、外受风邪，致气血虚衰、血气不和、血脉凝涩，不能荣华面部所致。现代医学认为，本病的发病原因和机理复杂，目前尚未完全明了。一般认为，内分泌变化是导致本病的主要原因。另外，也与遗传因素，日光照射，精神压力过大，妇科病，妊娠，肝肾病，结核病，缺少维生素，化妆品等局部化学物刺激，某些药物如避孕药、磺胺，以及某些治疗高血压、糖尿病的药物等有关。《医林改错》认为，本病是"血瘀皮里"而成，其病虽在外，实因内而发，治宜外病内治而求其本，外治活血和络通其标。故针刺治疗以疏肝解郁、行气活血、健脾消滞、滋肾养阴为主。

阳明为多气多血之经，且在面部分布较广，脾胃为后天之本、气血生化之源，故本病多取阳明经和脾经之穴如下关、曲池、合谷、足三里、三阴交、血海等以行血补血；阿是穴是治标之穴，可疏通局部气血，改善面部皮肤的营养状态；"气为血之帅"，气行则血行，且肺主皮毛，故用肺脏之背俞穴；颧髎、太阳为面部气血所经之要冲，用之可改善面部血液循环；脾胃失调者加中脘、阴都、下脘、商曲，是根据薄氏腹针的理论，既调脏腑，又改善面部气血运行。其他配穴根据脏腑辨证而设。诸穴合用，达到调整脏腑、疏通经络、调理气血、祛瘀生新的目的，使腠理得养，肤色恢复光泽。

此外，还有一些特殊的疗法可用来治疗黄褐斑。

1. 耳穴疗法

（1）耳穴贴压

选取内分泌、皮质下、肝、脾、肾、胃、肺、耳中、面颊、内生殖器、交感等穴，以王不留行籽贴压。

（2）耳穴刺血

在耳尖、耳背静脉点刺出血数滴即可。

（3）耳穴割治

在相关耳穴上用手术刀轻轻划割出血，然后用特制的药粉敷上，发挥针和药的双重作用。

2. 刺血拔罐

可在后背上部脊柱两侧的皮肤上寻找一些特殊的斑点，用三棱针挑刺或皮肤针扣刺至局部微微出血，然后用玻璃罐闪火法拔罐 10 分钟左右。

黄褐斑除了针灸治疗外，日常的调护也是很重要的。首先，要保持精神愉悦，避免不良情绪，生活作息要有规律；其次，要有适度的运动，有氧运动和出汗有助于新陈代谢，有助于体内有毒物质的排泄；第三，饮食要适宜，勿食油腻辛辣的食物并戒烟少酒，多吃一些富含维生素 C 的水果、蔬菜；最后，应避免日光照射，阳光灿烂的日子外出时应注意遮挡，或涂防晒霜、遮光剂，但要避免使用劣质化妆品和外用药。

二、痤疮

痤疮多发于面部，以丘疹、脓疱、结节，有时可挤出白色碎米样粉汁为特征的一种皮肤病。一般认为，痤疮是毛囊皮脂腺单位的慢性炎症病变，以粉刺、丘疹、脓疱、结节、囊肿及瘢痕为特征。

[诊断要点]

1. 初起在毛囊口，呈现小米粒大小红色丘疹，亦可演变为脓疱。此后可形成硬结样白头粉刺或黑头粉刺，严重病例可形成硬结性囊肿。

2. 多发于青春期男女的面部及胸背部，常伴有皮脂溢出。

3. 多由饮食不节，过食肥甘厚味，或感外邪等诱发。

4. 青春期过后，多数可自然减轻和痊愈。

[辨证分型]

1. 肺经风热

丘疹色红，或有痒痛，多发于颜面部、胸背上部。舌红、苔薄黄，脉浮数。

2. 湿热蕴结

丘疹红肿疼痛，或有脓疱，口臭，便秘，尿黄。舌红、苔黄腻，脉滑数。

3. 痰湿凝滞

丘疹结成囊肿、脓疱、结节、瘢痕，或有纳呆，便溏。舌淡胖、苔薄，脉滑。

[治疗]

1. 取穴

主穴：阿是穴、背部痣点、颧髎、大椎、合谷、曲池、内庭。

配穴：肺经风热加少商、尺泽、风门，湿热蕴结加足三里、三阴交、阴陵泉，痰湿凝滞加脾俞、丰隆、三阴交。

2. 操作方法

以细火针点刺粉刺局部，有脓血者放出，用消毒棉签拭净，不要挤压。背部痣点和大椎穴用中粗火针点刺出血，然后加拔火罐，使痣点处出血少许，留罐约 10 分钟。其他穴位毫针刺，以泻法为主，也可采用火针，点刺深度较毫针为浅。

3. 要领及注意点

对于局部的丘疹，火针点刺不宜过深，也可以配合三棱针放血，或配合耳尖放血。术后注意保持局部洁净，防止感染。

[典型医案]

张某，女，21岁。2011年12月30日初诊。

患者在南方上学，因期末考试紧张，回京后气候干燥不适等原因，致感冒咳嗽，咽痛口干，痰多色黄，颜面部多发丘疹、色红微痒。舌红、苔薄黄，脉浮数。证属肺经风热。以细火针点刺丘疹局部以及天突穴7~8下；以中粗火针点刺大椎、肺俞、风门穴出血，加拔火罐10分钟；毫针刺合谷、尺泽；三棱针点刺少商微出血。针刺2次，5天后面部皮疹明显消退，感冒咽痛症状消失，咳嗽减轻，因畏针，服中药调理善后。

[临证备要]

中医认为，热、湿、痰、郁、风为痤疮的主要病理因素，青年人阳热偏盛，若嗜食辛辣油腻之物，可湿热内生于肠胃，熏蒸面部而发病；或脾胃失调，湿邪内生，凝结成痰，阻滞经络气血运行，而见丘疹结成囊肿、脓疱、结节，热盛肉腐，则结节化脓；或七情不遂，致肝气郁结，气血运行受阻，夹痰湿而发病；或肺气失宣，感受风热而发病。现代医学认为，痤疮的发病主要与雄激素、皮脂分泌增多、毛囊口上皮过度角化、痤疮丙酸杆菌及遗传因素有关，此外，化妆品使用不当堵塞毛囊口、精神因素所致的内分泌紊乱、食物刺激等因素均可成为加重和诱发因素。

针灸治疗以疏经通络、散风泄热见长。火针点刺局部可强力疏通经络、祛邪外出、化湿散结；点刺背部痣点和大椎穴放血，可强通经脉、散风泄热；针刺颧髎、合谷、曲池可疏散风热，针刺内庭穴则善于清解胃热。痰湿、湿热体质者，配合中药内服调理为佳。

防治此病，生活调护颇为重要。首先，要保持愉快的心情和规律的生活，因为情绪不良、生活不规律会引发或加重痤疮。其次，要改变不良的饮食习惯，少食辛辣刺激食物，少进糖果及高脂饮食，多吃蔬菜水果，保持大便通畅，戒烟限酒，特别是不饮烈性酒，不喝浓咖啡和浓茶。第三，要加强锻炼，多做一些有氧运动，以加快血液循环，促使体内的废物及时排出体外，使皮肤在不断的出汗过程中保持毛孔通畅，运动后应及时加以清洗。最后，要注意局部护理，尤其不要随意挤压皮疹，以免造成毁容性改变；保持面部清洁，油性皮肤用碱性稍大的香皂，干性皮肤用碱性低些的香皂或洗面乳；有脓疱或囊肿的患者，洗脸时不要过于用力，以免使皮损破溃。

三、湿疹

湿疹又称"湿疮"，属中医的"浸淫疮"、"癣疥"范畴，是临床常见的皮肤病之一。以皮肤浸润肥厚，伴有瘙痒，病情反复发作为主要特征。常据其发病部位而有不同的名称，如生于小腿的称"臁疮"，生于肘窝或腘窝部的称"四弯风"，生于阴囊的称"绣球风"等。目前，西医对湿疹尚无特效疗法，多采用抗过敏或激素对症治疗，但是副作用大，疗效一般，而且容易反复。现代医学认为，湿疹是一种与变态反应有关的过敏性、炎症性皮肤病，可发生于任何年龄、任何部位、任何季节。

[诊断要点]

1. 多发于面、手足、四肢和外阴部，多对称发病。

2. 皮损边缘清晰，病变中心有显著的浸润肥厚、表面粗糙、苔藓化，有色素沉着、抓痕、点状渗血、鳞屑等，周围可有丘疱疹。

3. 病程长，多有急性或慢性反复发作和渗出史。

4. 剧痒或呈阵发性瘙痒，遇热或入睡时尤为严重。

[辨证分型]

1. 风湿热蕴

发病较急，斑疹色红，痒甚，溃烂，有少许渗出液，伴口干、大便不爽、小便黄。舌红、苔薄黄腻，脉弦滑。

2. 脾虚湿困

斑疹色浅红，间有溃烂渗出，伴头昏乏力、胸闷、纳呆、便溏。舌淡苔白，脉细缓。

3. 阴虚内热

病程日久，反复发作，皮损潮红或暗红，少量水泡和轻度溃烂，伴口干、五心烦热、小便短赤。舌红苔少，脉细滑。

4. 风湿瘀阻

病程日久，反复发作，皮损增厚色暗红，触之硬，可有苔藓样变，痒甚并伴少量抓痕、血痂，皮肤粗糙。舌暗苔白，脉弦细。

[治疗]

1. 取穴

主穴：阿是穴、曲池、血海、大椎、肺俞。

配穴：风湿热蕴型加风市、天枢、阴陵泉，脾虚湿困型加足三里、太白、脾俞、胃俞、阴陵泉，阴虚内热型加膈俞、三阴交、太溪、照海，风湿瘀阻型加膈俞、委中、阴陵泉。

2. 操作方法

阿是穴用火针点刺出血，面积大者可再拔火罐。余穴根据情况选用，可用火针点刺不留针；或用毫针刺，虚补实泻，留针30分钟。急性期隔日1次，慢性期每周2次。

3. 要领及注意点

热重者火针点刺任其出血；瘀重者出尽黑血，血色变红为止；虚证患者可不出血，以火针点刺处皮肤发红或微微见血为止。湿疹较为难治，贵在坚持，一般至少要针10次以上。

[典型医案]

齐某，女，71岁。2009年10月9日初诊。

患者最初因腰痛来就诊，经针灸5次后临床治愈，后要求针治腰部湿疹。诊见：患者左上腰部有一片湿疹，面积约8cm×10cm，病程已有6年。皮损增厚色暗红，触之硬，苔藓样变并伴少量抓痕、血痂，时痒甚，心烦少眠。舌暗苔白，脉弦细。曾口服和外用多种中西药物，均无效果。辨证为风湿瘀阻型。取穴：阿是穴、曲池、大椎、肺俞、膈俞、委中、阴陵泉。火针豹纹刺皮损局部出血，然后用艾灸盒灸15分钟；火针点刺委中出黑血；火针点刺大椎、肺俞、膈俞；曲池透刺少海；阴陵泉透刺阳陵泉。每周针灸3次，治疗3周后皮损变薄、瘙痒大减。改为每周治疗1~2次，再针灸10余次后皮损渐渐消退。随访2年，湿疹未见复发。

[临证备要]

中医认为，本病虽形于外而实发于内，多是由于内在的湿热与外邪相搏结充于腠理肌肤而发病。巢元方在《诸病源候论》中言："诸久疮者……为风湿所乘，湿热相搏，故头面身体皆生疮。"明确指出风、湿、热三邪为其主要致病因素。《医宗金鉴·外科心法要诀》曰："血风疮证生遍身，粟形搔痒脂水淫，肝肺脾经风湿热，久郁燥痒抓血津。"说明由于肝脾二经内蕴湿热，外受风邪，袭于皮肤，郁于肺经，致遍身生疮。故本病的治疗原则以清热祛风除湿、养血活血为主。

皮损局部是风湿热蕴聚之所，火针点刺之，可散风泄热除湿，有直接祛除标实的作用，同时有温通经络、促进气血运行，从而修复皮损的作用。曲池为手阳明大肠经合穴，有通经络、行气血、疏风清热的作用，善于治疗皮肤疾患。血海属足太阴脾经，有凉血、养血、活血之功，也是皮肤病常用穴。大椎为督脉要穴，"督脉者，阳脉之海，总督一身之阳气"，故针刺督脉的穴位可以振奋全身的阳气、增强脏腑的机能，并有益气固表、疏风清热除湿的作用。肺俞为足太阳膀胱经穴，又为肺脏的背俞穴，足太阳膀胱经主一身之表，同时，膀胱经的背俞穴是脏腑精气所注的部位，肺主皮毛，故通过对肺俞穴的针刺，可以调整肺脏的功能，并使皮肤腠理致密，增强皮肤对内外淫邪的抵抗能力。

在治疗过程中，要保持局部清洁，不可随意搔抓，不可强行剥离皮屑，以免加重皮损和造成局部感染。禁辛辣、鱼腥、虾蟹、酒类、咖啡等刺激性饮食，戒烟。多食富含维生素的新鲜水果、蔬菜。居所要干爽、通风。消除精神紧张，避免过于疲劳。

四、蛇丹

蛇丹又名"缠腰火丹"、"蛇串疮"等，是由于肝脾内蕴湿热，兼感邪毒所致。以成簇水疱沿身体一侧呈带状分布，排列宛如蛇行，且疼痛剧烈为特征的皮肤病。相当于现代医学的带状疱疹。现代医学认为，本病是由病毒所致的一种急性痘疹性皮肤病，它可以发生于身体任何部位，临床主要表现为红斑上出现簇集性水疱，呈带状排列，且患处剧烈疼痛，难以忍受。

[诊断要点]

1. 皮损多为绿豆大小的水疱，簇集成群，疱壁较紧张，基底色红，常单侧分布，排列成带状。严重者，皮损可表现为出血性，或可见坏疽性损害。皮损发于头面部者，病情往往较重。

2. 皮疹出现前，常先有皮肤刺痛或灼热感，可伴有周身轻度不适、发热。

3. 自觉疼痛明显，可有难以忍受的剧痛或皮疹消退后遗疼痛。

[辨证分型]

1. 肝经郁热

皮损鲜红，疱壁紧张，灼热刺痛，口苦咽干，烦躁易怒，大便干或小便黄。舌质红、舌苔薄黄或黄厚，脉弦滑数。

2. 脾虚湿蕴

颜色较淡，疱壁松弛，口不渴，食少腹胀，大便时溏。舌质淡、舌苔白或白腻，脉沉缓或滑。

3. 气滞血瘀

皮疹消退后局部疼痛不止。舌质暗、苔白，脉弦细。

[治疗]

1. 取穴

主穴：阿是穴、外关、龙眼、丘墟、照海。

配穴：肝经郁热者加期门、太冲、阳陵泉、曲池，脾虚湿蕴者加阴陵泉、三阴交、足三里，气滞血瘀者加期门、膻中、曲池、血海；后遗疼痛者加内关、阳辅，位于头面者加合谷、中渚、内庭，位于胸腰者加支沟、委中。

2. 操作方法

以75%的酒精（皮肤破溃者用安尔碘）行皮肤常规消毒后，选疼痛点和带状疱疹皮损处（龙头、龙体中部、龙尾），用中粗火针在酒精灯上烧红后点刺。每穴点刺2～3下，深度控制在0.3寸以内，不留针。点刺水疱时以刚深入疱内为度，点刺后用消毒棉签轻轻挤尽疱液。如果疱液清，皮损色淡者，属虚，可火针加刺气海、中脘、足三里，每穴点刺2～3下，深约0.3寸，不留针。对于干疱疹，可根据疱疹簇的大小，用合适型号的火罐吸拔，以火罐能罩住疱疹簇，使针刺点被纳入罐内为度，留罐5分钟左右，以局部皮肤轻度瘀血为度。通常可拔出少量血液、渗出液等，起罐后用消毒棉签拭干。如果拔罐后出现血疱，可再用火针刺破，拭净。余穴以毫针刺，用泻法，丘墟深刺透向照海，留针 30 分钟。

3. 要领及注意点

烧火针时，要将针尖针体深入火的外焰烧红或烧至白亮，然后迅速刺入穴内，即针尖还红时刺入穴内。火针直入直出，不得歪斜、拖带。火针点刺痛点以出血为宜。点刺红斑、丘疹时，深度以透入疱疹皮肤、达到其基底部为度。水疱刺破拭干后，局部可用 1%～2% 龙胆紫外涂。疱疹严重者可根据病情选用清热解毒消肿或祛湿收干之药水煎外敷，水疱已破者可用四黄膏外涂。

对后遗神经痛者，可用火针加刺皮损区或痛区相应的夹脊穴，温针灸大椎、至阳穴。

[典型医案]

叶某，男，71 岁。2009 年 4 月初诊。

患者 15 天前右胸胁、腰骶疼痛，2 天后痛处出现簇集性水疱，疼痛难忍，烦躁不安。曾服多种中西药物，疱疹有所收敛，但疼痛无缓解，难以入眠。查舌红、苔薄黄腻，脉弦数。证属肝胆湿热。取皮损区痛处、期门穴用中粗火针点刺出血，丘墟透照海，阳陵泉透阴陵泉，三阴交温针灸，外关、太冲毫针泻法。皮损区 TDP 灯照射 30 分钟。治疗一次后痛大减，两次后水疱开始干瘪结痂，针灸三次后疼痛基本消失，停止治疗。半年后随访，停针后一直无后遗神经痛现象。

[临证备要]

带状疱疹，中医学命名为"缠腰火丹"、"蛇串疮"等，多因风火之邪客于少阳、厥阴经脉，郁于皮肤，或因脾虚感染湿毒，留滞太阴、阳明经脉，可导致肌肤营卫壅滞，发为疱疹。治疗时，风火证拟清泄风火，湿蕴证健脾利湿。本病在病程中疼痛较剧，患者昼夜不安，属本虚标实之证，宜采取急则治标为主，治本为辅，标本兼治的方针。

中医学认为"有诸内必形诸外"，"经脉所过，主治所及"，故循经远道取穴，使气血调和，经脉通利，通则不痛。这是治病之本。

带状疱疹是常见的皮肤病，十二皮部是经络系统的最外层，是十二经脉经气散布于体表的部位，本证病损位于皮，归属经络系统的十二皮部，《素问·皮部论》："皮者有分部，不与，而生大病也。"所以，为了阻止邪气内传发散，应早期治疗，散邪外泄。

火针具有温经通络、引热外泄，使局部新陈代谢旺盛的作用。火针点刺阿是穴和皮损局部，直达病所，可散邪外出、通络止痛。外关为手少阳三焦经的络穴，可泻少阳风火。龙眼是经外奇穴，位于小指尺侧第2、3骨节之间，握拳于横纹尽处取穴，有清热利湿、活血化瘀之功，为贺普仁教授治疗带状疱疹的经验穴。丘墟为足少阳胆经的原穴，照海为足少阴肾经的交会穴，丘墟透照海可疏肝利胆、通络止痛，是贺普仁教授治疗肝胆湿热的常用方法。遵循"急则治标"、"菀陈则除之"之旨，同时加拔火罐。可疏泄瘀滞，使血出邪尽，邪去正安，既祛邪通络止痛，又祛瘀生新，这是缩短病程的重要一环。本病早期治疗，可加速疱疹干瘪结痂，并有效预防后遗神经痛的发生。

一旦出现严重的后遗神经痛，针对性地针刺华佗夹脊穴，可有效缓解疼痛。后遗神经痛的出现是阳虚邪陷的表现，温针灸大椎、至阳穴可鼓舞阳气，逐邪外出，并温通经络。火针治疗带状疱疹，尤其是早期治疗，疗效明显优于其他疗法。

治疗期间应注意休息，吃易消化的食物和保证充足的水分。禁忌油腻的食物、海鲜及蛋类，家禽也尽量不吃。局部保持洁净，防止感染。保护患处，避免碰撞摩擦。老年重症患者，尤其是带状疱疹发生在头面部者，最好住院治疗，以防发生并发症。带状疱疹是患者机体免疫力处于低下状态的表现，平时要注意锻炼身体、增强体质，或采取相应的调理措施。

五、白疕

白疕，中医又称"干癣"、"松皮癣"等，俗称"牛皮癣"，是一种以红斑、脱屑、表皮过度增生为主要表现的慢性并且易复发的皮肤病。现代医学称本病为银屑病，目前认为与遗传、感染、代谢障碍、内分泌失调、神经精神和免疫等因素有关。

[诊断要点]

皮损初为针尖至扁豆大的尖性红色豆疹，常见点滴状分布，迅速增大，表面覆盖银色多层性鳞状皮损，状如云母，鳞屑剥离后，可见薄膜现象及筛状出血，基底浸润，可有同型反应（是指正常皮肤在受到非特异性损伤后，可诱发与已存在的某一皮肤病相同的皮肤变化），陈旧皮疹可呈钱币状、地图状等；起病缓慢，易于复发，有明显季节性，一般冬重夏轻。好发于头皮、四肢伸侧及背部。男性多于女性。

[辨证分型]

1. 风热血燥

皮损鲜红，皮疹不出现，红斑增多，刮去鳞屑可见发亮薄膜，点状出血，有同型反应。伴心烦口渴，大便干、尿黄。舌红苔黄腻，脉弦滑或数。

2. 血虚风燥

皮损色淡，部分消退，鳞屑较多。伴口干，大便干燥。舌淡红苔白，脉细缓。

3. 气滞血瘀

皮损肥厚浸润，颜色暗红，有的斑片存有色素沉着。一般病期较长，反复发作，多年不愈，经久不退。舌质紫暗或见瘀斑、瘀点，脉涩。

[治疗]

1. 取穴

主穴：阿是穴、肺俞、膈俞、委中。

配穴：风热血燥型配风池、曲池、大椎、风门，血虚风燥型配肝俞、脾俞、胃俞、肾俞、足三里、三阴交以养血祛风，气滞血瘀型配内关、血海、三阴交、太冲。

2. 操作方法

火针点刺皮损区，平均约每平方厘米点刺1针，以微量出血为度。大椎、委中点刺放血。余穴一般用毫针刺，针刺手法的运用，可根据不同证型、不同病期补泻。一般而言，风热血燥型以泻法为主，血虚风燥型以补法为主，气滞血瘀型则以平补平泻为主，留针30分钟。开始每周治疗3~4次，明显好转后，每周治疗2~3次，可连续治疗。

3. 要领及注意点

热证患者，火针点刺出血量稍多；无热象者可加用灸法，一般灸神阙穴，温针灸足三里、三阴交，痒甚者灸风市穴。舌苔、脉象明显异常者加中药汤剂调理。

[典型医案]

杜某，男，42岁。2009年4月15日初诊。

患者患牛皮癣七八年，久治不愈，日趋严重，疲劳或情绪不佳时症状加重。就诊时背部大片银色多层性鳞状皮损，四肢及腹部有少许皮损，肥厚浸润，颜色暗红，有的斑片存有色素沉着。舌质紫暗、苔白，脉涩。诊为气血瘀滞型。取穴：皮损区、大椎、肺俞、膈俞、曲池、委中、中脘、下脘、气海、关元、血海、三阴交、太冲。中粗火针点刺背部穴及皮损区，微微出血；

其他经穴再用毫针刺，得气为度，留针 30 分钟；足三里温针灸；背部和腹部穴交替用 TDP 灯照射。每周治疗 4 次。治疗 3 周后，皮损明显减轻，改为每周治疗 2 次。再治疗 3 周后皮损大部消失，返回东北老家。

[临证备要]

中医学认为，本病乃素禀血热，或情志内伤，郁久化火，或饮食不节，脾胃生火，毒热伏于营血，复感外邪侵于肌表，蕴结不散，与血气相搏，郁于肌腠，而致营阴耗伤，血虚风燥，肌肤失养所致。

治疗当以泻热祛风、行气活血、养血润燥为法。故选取肺俞以泻皮毛之热，祛皮毛之风；膈俞、委中活血化瘀，血行则风自灭；阿是穴直捣病所，泄热通络、祛风止痒，故共为主穴。其他配穴根据辨证不同而选用，有治病求本的作用。火针疗法可明显提高针灸治疗银屑病的疗效，唯其病顽固，需坚持治疗，并适当配合中药汤剂调理。银屑病即使临床治愈也很容易复发，因此皮损消退后一定要进行巩固治疗，调整好体内的气血阴阳。

银屑病的生活调理十分重要。饮食要以清淡为主，戒烟少酒，勿食易引起过敏反应的食物或发物，如牛羊肉、海鲜等。消除精神紧张因素，避免过于疲劳。避免外伤，防止搔抓及强力刺激，以免产生新的皮损。清洗患处时，动作要轻柔，不要强行剥离皮屑，以免造成局部感染，使病程延长。居室要干爽、通风。避风寒，防止上呼吸道感染。

六、瘾疹

瘾疹，又称"风疹"、"游风"，其特征是皮肤上出现鲜红色或苍白色瘙痒性风团，成块成片，遇风易发，故名为"风疹"，又因时隐时现而称为瘾疹。现代医学称之为荨麻疹，是一种过敏性皮肤病，认为本病的常见病因有食物、药物、感染、物理因素（如冷、热、日光、摩擦、压力等）、动物及植物因素、精神因素、内脏和全身性疾病等因素。

[诊断要点]

1. 突然发作，皮损为大小不等、形状不一的水肿性斑块，边界清楚。

2. 皮损时起时落，剧烈瘙痒，发无定处，退后不留痕迹。

3. 部分患者可有腹痛、腹泻或有发热、关节痛等症，严重者可有呼吸困难，甚至引起窒息。

4. 皮肤划痕试验阳性。

5. 急性荨麻疹：起病较急，皮损常突然发生，为局限性红色大小不等的风团，皮损大多持续半小时至数小时自然消退，自觉剧烈瘙痒、灼热感；部位不定，可泛发全身或局限于某部。慢性荨麻疹：风团反复发生，时多时少，常经年累月不愈，可达3个月以上，全身症状一般较轻，大多数患者找不到病因。

[辨证分型]

1. 风热犯表

风团色红，灼热剧痒，遇热加重，发热，咽喉肿痛。苔薄黄，脉浮数。

2. 风寒束表

风团色白，遇风寒加重，得暖则减，恶寒。舌淡苔薄白，脉浮紧。

3. 血虚风燥

风疹反复发作，迁延日久，午后或夜间加剧，心烦少寐，口干，手足心热。舌红少苔，脉细数无力。

4. 肠胃实热

风团色红，成块成片，脘腹疼痛，恶心呕吐，便秘或泄泻。

苔黄腻，脉滑数。

[治疗]

1. 取穴

主穴：曲池、合谷、血海、三阴交。

配穴：风热犯表配大椎、风门、风市，风寒束表加风门、肺俞，血虚风燥加膈俞、脾俞、大肠俞、足三里，肠胃实热加支沟、足三里、内庭。

2. 操作方法

以中粗火针点刺主穴，中细火针点刺背俞穴、风门，深度为1～3分，余穴毫针刺为主，得气为度。急性者每日治疗1次，慢性者隔1～2日治疗1次。

3. 要领及注意点

皮疹局限的热性荨麻疹可在局部行火针豹纹刺，微微出血。寒证可加灸法，下肢痒可灸风市穴。

[典型医案]

黄某，42岁。

患荨麻疹4月余，风团色红，成块成片，时隐时现，反复发作，便秘，平素嗜好烟酒。苔黄腻，脉滑数。服优泽症状能减轻，但不能持久。证属肠胃实热，治从清热通腑、活血祛风。火针点刺曲池、支沟、合谷、血海、风市、足三里、内庭及皮损瘙痒处，微微出血，火针完毕后毫针刺曲池、合谷、血海、足三里，毫针深刺天枢，温针灸风市，每周治疗3次。3周后痊愈，2个月后随访无复发。

[临证备要]

中医学认为，本病多由平素体弱，气血不足，气虚卫外不固，风邪乘虚侵袭人体所致；或因久病气血耗伤，或因劳心、情志不遂，阴血暗耗，血虚生风，复感外邪所致；或暴饮暴食，烟酒无节，胃肠积热，外风引动所致。如《诸病源候论》云："邪气客于皮肤，复逢风寒相搏则起风瘙瘾疹。"

对于风邪所致的疾病，有"治风先治血，血行风自灭"之说，故治疗上以养血活血、祛风止痒为主。针灸治疗以选取多气多血的阳明经和健脾利湿、养血活血的足太阴脾经，以及调理脏腑的背俞穴为主。主穴曲池、合谷为手阳明大肠经穴位，善于疏风清热，主治多种皮肤疾患，配足三里并能通利肠腑、排泄毒素。主穴血海、三阴交属足太阴脾经，善于调营活血、健脾利湿。根据不同证型，灵活使用配穴和配合其他针灸方法，对于本病可收到较好的治疗效果，无论急性、慢性病症都可使用，特别是对于慢性荨麻疹，运用火针治疗可缩短疗程，免除药物的毒副作用。

荨麻疹是一种易反复发作的疾病，因此，平时的生活调护十分重要。首先要检测过敏原，避免接触致敏物质，饮食要清淡，忌食发物和烟酒，保持大便通畅。要告诫病人应尽量避免搔抓患处，以免引起皮损增加，瘙痒反而加剧。对于发作起来很严重的患者，病人应在家中备好抗过敏药、氧气、皮质类固醇激素等，以便于临时急救，并随时准备送往医院抢救。慢性感染灶是慢性荨麻疹的病因之一，要及时检查并消除之。对难以发现病因的慢性荨麻疹患者，以锻炼身体、增强体质和调整好心态为主。

七、扁瘊

扁瘊是发生在皮肤浅表的赘生物，中医文献中早有载，也有人称之为"疣目"、"鼠乳候"、"千日疮"、"枯筋箭"等。相当于现代医学中的扁平疣、寻常疣、传染性软疣、丝状疣等。

[诊断要点]

好发于颜面、手背及前臂等处，为米粒至黄豆大小扁平隆起的丘疹，呈圆形、椭圆形或不规则的多边形，表面光滑，质地硬，浅褐色或正常皮色，散在或密集，也可能融合成小片。

病毒诊断靠病毒分离、直接镜检和血清学抗体测定。

[辨证分型]

1. 风热毒蕴

突然发病，颜面部起扁平丘疹，表面光滑，如针头大及黄豆大，呈淡红色或正常肤色，自觉瘙痒，搔抓可有新皮损出现。舌红、苔薄黄，脉浮数。

2. 肝郁痰凝

发病时间长，病变以手背及面颈以下部位为主，皮疹颜色紫褐，质略硬，皮疹长期不消，亦无新疹出现，相对较稳定。舌质暗、苔白，脉弦或弦滑。

[治疗]

1. 取穴

主穴：疣体局部、曲池、三阴交。

配穴：风热毒蕴加尺泽、合谷，肝郁痰凝加支正、丰隆、太冲。

2. 操作方法

以平头火针速刺疣体局部，或尖头火针烧红后迅速刺入疣体至基底部，几秒钟后退出，反复操作2～3次。每隔1～2日1次。

3. 要领及注意点

火针刺疣体不宜过深，以免遗留瘢痕，特别是对于生于面部者尤要注意。

[典型医案]

方某，女，54岁。2010年3月22日初诊。

患者左手背外侧有一扁瘊年余，近因火针治愈颈痛病后要求针灸治疗扁瘊。症见皮疹颜色紫褐，质略硬，有高血压、颈椎病手麻病史。舌质暗、苔白腻，脉弦。辨证为肝郁痰凝证。刺法：中粗火针点刺扁瘊中心及周围共5针，深度与正常皮肤平；毫针刺支正；温针灸后溪。针灸后局部发红、发痒，3天后疣体消失，一次治愈。

[临证备要]

扁瘊为皮肤科常见多发病，多发于面部及手背等处，影响美观，给患者造成心理负担。现代医学的治疗方法有汽化激光、液氮冷冻或电烧、口服或外搽抗病毒药物等，但疗效都不是很理想，部分疗法对皮肤有较强刺激，掌握不好易留疤痕，有些药物，如干扰素等对人体副作用较大，且疗效不佳。

中医学认为，本病的病因病机为气血失和，腠理不密，复感热邪，凝聚肌肤而成；或怒动肝火，或因血虚肝失所养，以致肝失疏泄，气血凝滞，津液不布，结聚肌肤而成。针刺治疣是通过刺激腧穴，尤其是局部疣体，调节人体神经、体液机能，加强机体的防御力，调整机体的免疫反应。依据本病特有的皮肤变化特点，制定以祛风解毒、调和气血、化湿祛瘀为主的治疗法则。针灸对本病是一种简便有效的治疗方法，火针治疗得当，往往可一次治愈。治疗后可能会出现疣体转红、瘙痒加剧，呈急性发作状态，这是正常现象，不需改变治疗方法，应坚持治疗。

治疗期间，忌食辛辣、酒、海鲜等刺激性食物和"发物"，多喝水，多吃新鲜蔬菜、水果，不宜搔抓皮肤。

八、白驳风

白驳风是以皮肤变白、形状不一、不痒不痛为特征的皮肤病。也称之为"白癜"、"白胶"、"斑白"、"斑驳"等。本病相当于现代医学的白癜风，是一种获得性局限性或泛发性皮肤色素脱失症。

[诊断要点]

1. 皮肤颜色变白，或斑或点，形状不一，无痛痒。

2. 身体各处均可出现白斑，以四肢、头面多见。

3. 检查示表皮明显缺少黑素细胞及黑素颗粒，基底层往往完全缺乏多巴染色阳性的黑素细胞。

[辨证分型]

1. 气滞血瘀

皮肤白斑，或有气郁不舒及心烦不安。舌淡或有瘀斑、苔薄白，脉缓或涩。

2. 肝肾阴虚

皮肤白斑，伴倦怠乏力，腰膝酸软，或五心烦热。舌质红、苔少，脉沉细。

[治疗]

1. 取穴

主穴：阿是穴（白斑局部）、侠白、曲池、血海、膈俞、三阴交。

配穴：气滞血瘀者加膻中、内关、太冲，肝肾阴虚者加肝俞、肾俞、太溪。

2. 操作方法

局部穴位常规消毒后，用火针速刺白斑中心和边缘处，然后再用短毫针浅刺、围刺白斑；余穴用普通 1.5 寸毫针刺之，得气后静留针 30 分钟。隔日 1 次，连续治疗。

3. 要领及注意点

火针针刺要求速进速出，在皮损处散刺，要求针点均匀。虚证患者以局部皮肤潮红为度，实证患者以局部微出血为度。

[**典型医案**]

李某，女，24 岁。

患者于就诊日数月前发现项部发际下白斑，左右侧各一块，每块约 3cm×2cm，局部无任何不适。皮肤科诊断为"白癜风"，涂以药物治疗未效，故来针灸。素日白带较多。舌苔薄白，脉滑。辨证为体内蕴湿，气血失和，肌肤失养。刺法：以中等火针速刺白斑处，每处约 6~8 针。每周治疗 1 次，治疗 5 次后，项部右侧白斑消失，左侧明显缩小。

[**临证备要**]

白癜风是一种常见病、多发病，临床上易诊而难治，治疗方法众多。现代医学认为，白癜风是在多种内外因子激发下导致黑色素形成系统抑制或黑色素破坏，从而造成黑色素减退或消失而形成的。中医学认为，本病多由七情内伤，肝气郁结，气机不畅，复感风邪，搏于肌肤，使气滞血瘀，以致局部皮色脱失，酿成白斑；或由七情内伤，阴液暗耗，以致肝肾阴血不能滋养皮肤，血虚生风所致。

火针点刺局部可直接疏通局部气血、散风和血；"治风先治血"，取曲池配血海可调血和营，膈俞为"血会"，刺之可以达到"血行风自灭"的效果；三阴交可益气养血；侠白是手太阴肺经穴，是贺普仁教授治疗白癜风的经验穴，有疏风养肤之功，可用灸法。诸穴合用，达到调理脏腑、益气活血、补益肝肾之效。根据辨证而选用相应的配穴可治病求本，既可提高疗效，又可巩固疗效。

火针治疗本病有一定疗效，但疾病顽固，应当坚持治疗，一般需治疗 3 个月左右。由于本病容易复发，故治愈后应当巩固治疗。本病与精神因素关系密切，应调整好心态，必要时可进行心理咨询。饮食上注意戒酒，忌食海鲜，少吃富含维生素 C 的蔬菜、水果。补充维生素 B、E，叶酸，锌剂，钙剂等可能有一定帮助。本病患者应避免使用橡胶手套、橡胶鞋带等橡胶制品，因为其中所含的酚及酚类化合物可能会引起局部皮肤脱色而出现白斑。暴晒、外伤、感染可使症状加重或诱发本病，当预防之。

九、牛皮癣

牛皮癣，又称顽癣，是一种常见的慢性炎症性皮肤病，以皮肤肥厚、皮沟加深、苔藓样改变和阵发性剧烈瘙痒为特征，具有顽固性和复发性的特点。牛皮癣有明显的季节性，多数患者病情春季、冬季加重，夏季缓解，好发于裸露部位。本病相当于现代医学的神经性皮炎。

[诊断要点]

本病多见于成年人，好发于项后两侧、肘和膝关节，亦可发于眼周和骶尾部。起初出现红斑丘疹，表皮覆盖一层银白色鳞屑，皮肤干枯、脱屑、结痂，有的皮损连成一片，状如地图，有的瘙痒、流脓流水、血迹斑斑。

本病病程较长，常数年不愈，发展及扩大到一定程度后就长期不变，也有的在数周内自行消退而不留任何痕迹，但容易反复发作。

[辨证分型]

1. 风热蕴阻

皮损呈淡褐色，片状，粗糙肥厚，阵发性剧烈瘙痒，夜间加剧。舌苔薄黄，脉浮数。

2. 肝郁化火

皮损色红，心烦易怒或精神抑郁，失眠多梦，眩晕，口苦咽干。舌红，脉弦数。

3. 血虚风燥

丘疹融合，成片成块，表面干燥，色淡或灰白，皮纹加深，上覆鳞屑，剧烈瘙痒，夜间加剧。舌淡苔薄，脉濡细。

4. 阴虚血燥

皮损日久不退，呈淡红色或灰白色，局部干燥肥厚，甚则泛发全身，剧烈瘙痒，夜间加剧。舌红少苔，脉弦数。

[治疗]

1. 取穴

主穴：皮损局部、大椎、曲池、血海、膈俞。

配穴：风热蕴阻加合谷、外关、风池，肝郁化火加行间、侠溪，血虚风燥加脾俞、肝俞、风市，阴虚血燥加太溪、三阴交。

2. 操作方法

皮损较重处或瘙痒明显处用中粗火针密刺，点刺不留针，深度0.3～0.5寸；余穴用细火针点刺，或用1.5寸毫针常规针刺，虚补实泻，留针30分钟。

3. 要领及注意点

热重或瘙痒剧烈者，火针点刺后使之出血少许，可再在针眼处拔火罐并留罐5～10分钟。背部痣点也可火针点刺出血加拔火罐。火针穿刺肥厚皮损后，如有暗黑色血液流出，勿急止血，待血自凝或色红为止。下肢瘙痒者，可在风市穴艾灸或温针灸。

[典型医案]

案一　苏某，女，35岁。

10余年来，患者项部、双肩、肘、腕、臀、骶尾、膝、脚跟等全身多处瘙痒，皮肤粗糙，呈苔藓样改变，全身关节活动部位皆不适，奇痒难忍，经常搔抓，致使局部皮肤粗糙、变硬。曾口服中西药物及外用，均不见效，且日渐加重。舌苔白，脉滑。刺法：以粗火针速刺，点刺局部瘙痒处。每周治疗2次，日渐好转，共治疗半年余后痊愈。

案二　施某，男，28岁。

患者于 8 年前，在工作中不慎伤及左腿外侧膝以下部位，后局部发痒，逐渐加重至刺痒难忍，经常抓破出血，屡治不愈，在某院诊断为"神经性皮炎"。患者自觉发病与在外工作接触潮湿有关。平素纳食及二便均正常，但面色黄，舌苔白腻，脉沉细弦。辨证为湿浊蕴于肌肤，滞塞经络。刺法：以中等火针速刺，点刺局部 10 余针。隔日治疗 1 次，连续治疗 8 次后，小腿外侧刺痒停止，皮损消失。

[临证备要]

神经性皮炎是一种皮肤功能障碍性疾病，具有明显的皮肤损害。多发生在颈后部或其两侧、肘窝、腘窝、前臂及大腿外侧、小腿及骶尾部等。常成片出现，皮肤增厚，皮脊突起，皮沟加深，形似苔藓，常呈淡红或淡褐色。剧烈瘙痒是其主要的症状。全身皮肤有较明显损害者，又称为弥漫性神经性皮炎。现代医学研究认为，本病多与血液、细胞、免疫功能、代谢障碍、遗传等有关。中医学认为，本病的发生多因心绪烦忧，情志郁闷，郁而化热，又外感风邪，风热搏结于肌肤而发，病久伤阴耗血，血虚生风，阴伤化燥，肌肤失养，因剧痒而搔抓使病情加剧。

火针点刺皮损区，有强力疏通局部气血的作用，配合拔火罐则可祛风、解毒、化瘀。大椎为督脉与诸阳经之交会穴，能清泻热毒。曲池既可疏风清热，又能清血分之郁热。膈俞为血会，可祛风清热、活血止痒。血海有健脾利湿、养血活血的作用。主配穴合用，共奏行气活血、祛风止痒、养血润燥之功。本病较顽固、易复发，在毫针的基础上，加用火针能明显提高疗效。

多种因素可加重神经性皮炎，如生活无规律、睡眠不好、精神紧张、月经异常、消化不良、便秘等，因此，要注意生活调理。尽量避免摄入海鲜、牛羊肉、辛辣刺激性食品等，多吃水果和蔬菜，避免饮酒。应养成良好的卫生习惯，内衣应宽松、材质柔软。不要用过热的水及肥皂等碱性洗涤用品洗擦。剪短、磨平指甲，防止搔抓致破，继发感染。瘙痒剧烈者，可口服抗组胺药。使用合适的润肤产品，可止痒兼修护皮肤，尽可能不用含激素成分的药膏，以免形成激素依赖性皮炎。

第五章　五官科病症

○　○　○

一、口疮

口疮，中医又称口疳，易反复发作，是口腔黏膜受邪热蒸灼，或失于气血荣养所致，以局部出现小溃疡、灼热疼痛为特征。相当于现代医学的口腔溃疡或复发性口腔溃疡。溃疡具有周期性、复发性及自限性等特点，好发于唇、颊、舌缘等。本病好发于青壮年，以女性多见。

[诊断要点]

1. 以口腔黏膜出现单个或数个直径 2～5mm 的溃疡、灼热疼痛为主要症状。

2. 起病较快，一般 7 天左右自愈，若此伏彼起，则病程延长。愈后常易复发。

3. 口腔检查：口腔黏膜溃疡较表浅，圆形或椭圆形，数量少则 1～2 个，多则 10 余个，表面有淡黄色分泌物附着，溃疡周围黏膜大多充血。

4. 应与狐惑病（白塞综合征）、复发性坏死性黏膜周围炎及疱疹性口腔炎相鉴别。

[辨证分型]

1. 心脾积热

口内疼痛，口渴，口臭，尿短黄，便秘。口疮数量多，周围充血明显。舌红、苔黄，脉数。

2. 阴虚火旺

口内疼痛，口干，手足心热，乏力。口疮 1～2 个或 2～3 个，周围轻微充血。舌红、苔少，脉细数。

3. 气血亏虚

口不渴，或伴畏寒，便溏。口疮数量不多，周围黏膜不充血。舌淡、苔薄白，脉细弱。

[治疗]

1. 取穴

主穴：阿是穴、合谷、劳宫、照海。

配穴：心脾积热者加通里、内庭，阴虚火旺者加三阴交、太溪，气血亏虚者加足三里、三阴交。

2. 操作方法

用中细火针点刺每个溃疡面 1～2 下，照海可用火针点刺出血，余穴以毫针常规刺。隔 1～2 日治疗 1 次，一般不超过 3 次。

3. 要领及注意点

应将疮面充分暴露并固定，以免刺及正常组织。气血亏虚、虚火上炎者可灸足三里、三阴交、涌泉，以引热下行。

[典型医案]

杨某，男，54 岁。2011 年 7 月 13 日初诊。

患者因中风在我院接受针灸治疗，近期常犯口腔溃疡，此起彼伏，服药无明显效果。观其口腔，发现两舌边及下唇内侧有数处长径 3～6mm 的溃疡，周围充血明显。口渴，口臭，尿短黄，便秘。舌红、苔薄黄，脉数。辨证为心脾积热。刺法：用细火针点刺每个溃疡面 1～2 下，照海用火针点刺出血，毫针刺合谷、外劳宫、通里、内庭、三阴交等穴。隔日来针灸时诉口疮已愈。

[临证备要]

现代医学对本病的病因及发病机制尚不完全清楚，较多学者认为与免疫功能失调有关，临床上多采用局部抗炎及全身免疫疗法，其疗效尚不确切。

中医学认为，本病的病因病机有多种。一是外感燥、火两邪，燥邪干涩，易伤津液，火为阳邪，其性炎上，津伤火灼，口疮乃发。二是心脾积热，循经上炎于口腔而致。《灵枢·脉度》曰："心气通于舌，脾气通于口。"上中二焦邪热亢盛，胃津受灼，心火上炎，燥热上冲。正如《温热经纬》所云"若烦渴烦热，舌心干，四边色红，中心或黄或白。乃上焦气热烁津"，致口舌生疮。三是由于"阴虚生内热"，心肾阴虚，虚火上炎，熏灼于口，久则肌膜受伤而致口疮。四是情志过极，五志郁而化火，心肝火旺，上炎熏灼口舌。五是脾胃虚弱，运化失常，气血亏虚，以致气血不能上充，反而虚火上灼口舌。总之，本病乃由多种原因所致的虚实之火循经上炎于口舌，导致经络壅滞，局部失养而致。

火针点刺疮面可散火泄热、疏通络脉，促进气血运行。手阳明大肠经之原穴合谷，主治头面诸疾。劳宫为手厥阴心包经之荥穴，善于清心火、治口疮。照海是足少阴肾经的八脉交会穴，通阴跷脉，善于滋肾降火。虚证可配足三里、三阴交调理脾胃、扶助正气。诸穴多法合用治疗本病有很好疗效，且不易复发。

口腔溃疡在很大程度上与个人身体素质有关，故患者要采取多种生活调护措施以预防复发。平常应注意保持口腔清洁，常用淡盐水漱口，避免口腔干燥。妇女经期前后要注意休息，保持心情愉快，避免过度疲劳，多饮水。多食含锌食物，可以促进创面愈合；多吃富含维生素 B_1、B_2 及维生素 C 的食物，有利于溃疡愈合。忌食辛辣、香燥、温热、动火的食物、饮料。保持大便通畅，也有助于减少口疮的发作。

二、麦粒肿

麦粒肿，中医学也称之为"眼丹"、"土疳"或"土疡"，俗称"针眼"，是以眼睑缘局限性红、肿、硬结、热、痛为特征，甚则红肿逐渐扩大，尤以上眼睑发病居多。相当于现代医学的睑腺炎。

[诊断要点]

眼睑处皮肤红肿，触摸有绿豆至黄豆大小结节，并有压痛。如果病变发生在近外眼角处，肿胀和疼痛更加明显，并伴有附近球结膜水肿。部分患者在炎症高峰时，伴有恶寒发热、头痛等症状。也有部分麦粒肿既不消散，也不化脓破溃，长期遗留硬结节。

[辨证分型]

1. 风热外袭

针眼初起，痒痛微作，局部硬结微红肿，触痛明显，伴有头痛发热、全身不适。苔薄黄，脉浮数。

2. 热毒炽盛

胞睑红肿，硬结较大，灼热疼痛，有黄白脓点，白睛臃肿，口渴喜饮，便秘溲赤。舌红、苔黄或腻，脉数。

[治疗]

1. 取穴

主穴：阿是穴、攒竹、太阳。

配穴：风热外袭者加风池、合谷、后溪，热毒炽盛者加大椎、曲池。病程长者加肝俞附近痣点。

2. 操作方法

以细火针点刺结肿局部，无脓者可消肿，有脓者促进排脓。余穴可用火针点刺，或用毫针常规刺，攒竹可透鱼腰、丝竹空。

在肝俞附近找几个痣点，以火针点刺出血。

辅以耳尖或者耳背静脉明显处放血以清热解毒。

3. 要领及注意点

热甚者，可用火针点刺攒竹、太阳、后溪、大椎、曲池等穴出血，也可在耳尖或耳背静脉放血。方法：用酒精棉球擦拭同侧耳尖或耳背以消毒，在耳尖或耳背静脉处（以静脉暴露明显者为佳），用火针或三棱针点刺出血，放出数滴血，然后用干棉球擦净。

[典型医案]

孙某，女，45岁。

左上眼睑局部硬结微红肿、触痛明显、微痒，伴有头痛、全身不适，无发热。苔薄黄，脉浮数。证属风热外袭，治从疏风清热。以细火针点刺结肿局部数下，太阳穴点刺出血，温针灸后溪穴（治疗麦粒肿的经验方法），未用其他药物治疗，2次治疗后痊愈。

[临证备要]

现代医学认为，本病为葡萄球菌和链球菌感染所致，一般以抗感染治疗为主，效果欠佳。中医学认为，麦粒肿是因外感风热，热邪客于胞睑，或过食辛辣，脾胃蕴积热毒，上攻于目，使气血凝滞，热毒上攻，壅阻于胞睑皮肉经络之间而发病。故治疗以祛风清热、解毒散结为主。火针点刺结肿局部可直接散结消肿、祛毒排脓，辅以攒竹、太阳以清泻眼部郁热而散结，再配以辨证取穴以通经、泻火、消肿。需要指出的是，针灸治疗眼睑红、肿、热、结、痛，以未成脓者效果佳，故应及早使用针灸方法。

在脓头未形成之前可热敷，以促进化脓，较轻的炎症也可在热敷后完全消失。当脓头出现时，切忌用手挤压，因为眼睑血管丰富，眼睑的静脉与眼眶内静脉相通，又与颅内的海绵窦相通，而眼静脉没有静脉瓣，血液可向各方向回流，挤压会使炎症扩散，引起严重并发症，如眼眶蜂窝织炎、海绵窦栓塞甚至败血症，从而危及生命。对于多次出现麦粒肿的患者，应嘱其注意眼部卫生，不要用脏手揉搓眼睛，另外，注意少食辛辣煎炸之品。

三、牙痛

牙痛，是指牙齿因各种原因引起的疼痛。可见于西医学的龋齿、牙髓炎、根尖周围炎和牙本质过敏等；中医学的"牙宣"、"骨槽风"、"齿龋"等病均属于牙痛范畴。牙痛大多由牙龈炎、牙周炎、蛀牙或折裂牙而导致牙髓、牙神经感染引起，前臼齿出现裂痕也会引起牙痛。另外，牙痛也可由鼻窦炎引发。

[诊断要点]

1. 龋齿

龋齿是一种由口腔中多种因素复合作用所导致的牙齿硬组织进行性病损，表现为无机质脱矿和有机质分解，随病程发展而从色泽改变到形成实质性病损的演变过程。龋齿可以继发牙髓炎和根尖周炎，甚至能引起牙槽骨和颌骨炎症。龋齿的继发感染可形成病灶，引发关节炎、心内膜炎、慢性肾炎和多种眼病等全身性的其他疾病。龋齿初期一般无症状，若龋洞变大而深时，可出现进食时牙痛，吃甜食或过冷、过热的食物时疼痛加重。

2. 牙髓炎

多是由于深龋未补致牙髓感染，或化学药物等刺激引起，其疼痛为自发性、阵发性剧痛，可有冷、热刺激痛和叩齿痛。

3. 牙根尖周炎

多由牙髓炎扩散到根管口，致根尖周围组织发炎。表现为持续性牙痛，患牙有伸长感，触、压痛明显，不能咬嚼食物。

4. 牙外伤

如意外摔倒、碰伤或吃饭时咬到砂粒等致牙折或牙裂开，引起牙痛。

5. 智齿冠周炎

智齿冠周炎：智齿萌出困难（阻生），加上口腔卫生不良，引起牙冠周围组织发炎、肿痛。

6. 牙周炎

牙周炎是侵犯牙龈和牙周组织的慢性炎症，是一种破坏性疾病，其主要特征为牙周袋的形成及袋壁的炎症、牙槽骨吸收和牙齿逐渐松动，它是导致成年人牙齿丧失的主要原因。本病多因牙菌斑、牙石、食物嵌塞、不良修复体、咬创伤等引起，牙龈发炎肿胀，同时使菌斑堆积加重，并由龈上向龈下扩延。由于龈下微生态环境的特点，龈下菌斑中滋生着大量毒力较大的牙周致病菌，如牙龈类杆菌、中间类杆菌、螺旋体等，使牙龈的炎症加重并扩延，导致牙周袋和牙槽骨吸收，造成牙周炎。

此外，流感、三叉神经痛、颌骨囊肿或肿瘤、高血压、心脏病等，有时也会引起牙痛。

[辨证分型]

1. 风火牙痛

牙痛，牙龈红肿疼痛，遇冷则痛减，遇风、热则痛甚，或有发热、恶寒、口渴。舌红苔白而干，脉浮数。

2. 胃火牙痛

牙齿痛甚，牙龈红肿，或出脓渗血，牵及颌面、头部疼痛，口渴、口臭，大便秘结。舌红苔黄，脉滑数。

3. 虚火牙痛

牙齿隐隐微痛，牙龈微红、微肿，久则牙龈萎缩、牙齿松动，或伴有心烦失眠、眩晕耳鸣。舌红嫩，脉细数。

4. 心火牙痛

牙痛的发生与情绪及疲劳相关，牙龈不红肿，或伴有心烦失眠。舌质红，脉数或脉律不齐。

[治疗]

1. 取穴

主穴：下关、颊车、合谷、阿是穴。

配穴：风火牙痛加外关，胃火牙痛加内庭，虚火牙痛加太溪，心火牙痛加内关、大陵、厥阴俞。

2. 操作方法

除太溪外，一般用毫针泻法。痛点可用火针点刺，牙龈肿痛较甚者，可用三棱针在肿痛处放血。

3. 要领及注意点

牙痛压痛点分布较为广泛，除了下面部外，侧头部胆经、三焦经分布区域也常可发现压痛点，背俞穴亦可发现压痛点。肿痛处也可用火针点刺放血，均根据火邪强弱决定火针点刺后出血量的多少。牙痛期间忌酒及食辛辣刺激物。

[典型医案]

季某，男，76岁。2011年8月10日初诊。

右下牙龈肿痛5天，经口腔科药物治疗无明显效果。当时牙龈红肿疼痛，牵及右颌面、头部疼痛，口臭，大便秘结。舌红苔黄，脉滑数。辨证为胃火牙痛。用中粗火针点刺红肿处，出血约3ml，疼痛大减，再针下关、颊车、合谷、内庭穴、天枢，治疗2次后肿痛消失。

[临证备要]

手足阳明经分别入下、上牙齿中，大肠、胃积热，或风邪外袭经络，郁于阳明而化火，火邪循经上炎而发牙痛。肾主骨，齿为骨之余，肾阴不足，虚火上炎亦可引起牙痛。也有多食甘酸之物，口齿不洁，垢秽腐蚀而作痛者。因此，牙痛主要与手足阳明经和肾经有关，但心火、肝胆火等亦可循入阳明经而作牙痛。

针灸治疗选穴以手足阳明经穴为主，根据辨证配以其他穴。针灸三通法的特点是要采用温通法、强通法。用火针是"以热引热"，可散风火郁热；用三棱针点刺患部，可直接破血泄热，大大缩短疗程。

防止牙痛有不少行之有效的方法，如每天清晨起床后，闭口，上下齿叩击300下，同时将唾液分3次咽下；或每次小便前叩击36下，然后小便，练习3个月，能使牙痛久不复发。平时注意口腔卫生，养成"早晚刷牙，饭后漱口"的良好习惯。睡前不宜吃糖、饼干等淀粉类的食物。宜多食清胃火及肝火的食物，如南瓜、西瓜、荸荠、芹菜、萝卜等。保持大便通畅，勿使粪毒上攻。脾气急躁，容易动怒会诱发牙痛，故宜心胸豁达，情绪宁静。

针刺治疗牙痛，除对于龋齿和严重感染的牙病为暂时止痛外，对一般牙痛效果良好。本病应注意与三叉神经痛相鉴别，对心肌缺血表现为牙痛者也应提高警惕。

四、过敏性鼻炎

过敏性鼻炎，是机体由于对外界某些特异性过敏原敏感性增高，而表现出的以鼻黏膜病变为主的变态反应，具有反复发作、迁延难愈的特点，又称变态反应性鼻炎，为五官科常见疾病。本病属于中医学"鼻鼽"范畴，病位在肺，与脾、肾密切相关。

[诊断要点]

1. 有过敏性体质或变态反应疾病史或过敏原皮试阳性者，突然发病，有典型鼻痒，阵发性连续打喷嚏，流大量清水样鼻涕，伴有鼻塞。

2. 鼻腔检查：发作期鼻腔黏膜水肿，呈淡白色或灰白色，鼻腔有大量水样分泌物。

[辨证分型]

1. 风邪外袭

风寒者，鼻塞较重，喷嚏频作，鼻涕多而清稀，舌淡苔薄白，脉浮紧；风热者，鼻塞而干，时重时轻，或鼻痒气热，涕少黄稠，舌质红、苔白或微黄，脉浮数。

2. 气滞血瘀

持续性鼻塞，鼻涕多而黏，色白或黄稠，嗅觉不灵敏，声音不畅。舌质红或有瘀点，脉弦细涩。

3. 气虚邪滞

鼻塞时轻时重或昼轻夜重，鼻涕白而稀，遇寒加重，头晕头重。舌淡红、苔薄白，脉缓。

[治疗]

1. 取穴

主穴：迎香、鼻通、印堂、合谷。

配穴：风邪外袭者，风寒加列缺、风池以疏风散寒，风热者加曲池、外关、上星；气滞血瘀者加膈俞、通天；气虚邪滞者加百会、肺俞、足三里。

2. 操作方法

用细火针点刺鼻周主穴，然后再用毫针刺。迎香宜斜向上透刺鼻通穴，印堂向下透刺。余穴以毫针常规刺，留针 30 分钟；也可用火针点刺，深度较浅。

3. 要领及注意点

风热者火针点刺稍深，风寒或气虚者可加灸。鼻塞严重或伴喘者，可火针点刺素髎。

[典型医案]

刘某，男，11 岁。2009 年 3 月初诊。

患儿罹患过敏性鼻炎 3 年，每逢春季加重。近期鼻塞较重，影响睡眠，喷嚏频作，鼻涕多而清稀，形体偏瘦，舌淡苔薄白，脉浮数，无发热咽痛。辨证为风邪外袭，肺脾气虚。刺法：火针点刺迎香、印堂，毫针刺合谷、印堂、足三里，不进行手法操作，留针20分钟。回家后在迎香、大椎穴处进行穴位贴敷。每周针刺3次，1周后症状明显减轻，改成穴位贴敷，隔日1次。贴3周后症状全部消失，随访2年未犯。

[临证备要]

现代医学认为，本病是由于机体对某些反应原敏感性增高而出现的以鼻黏膜水肿、黏膜腺体增加为主的Ⅰ型超敏反应。对本病主要采用抗组织胺类、抗胆碱类或局部采用类固醇药物，多属对症治疗，且有不同程度的副作用，其次是神经切断术、电灼术等手术治疗，一般又难被多数患者接受。

中医学认为，本病多因肺气虚弱、卫阳不固，风邪乘虚而入，肺失宣降，津液内停鼻窍，鼻窍不利而发病，久则络脉瘀滞，肺气更加不宣，甚则肺病及肾。火针治疗以温通鼻周局部穴位为主。手阳明大肠经迎香、合谷能疏风邪、宣肺气、通鼻窍；印堂位于鼻上，在督脉循行线上，针感可直达病所。再辅以疏风解表、行气活血、补气祛邪诸穴，对本病有较好的疗效。

治疗时还应积极寻找过敏原，并尽量避免接触；少食生冷、油腻、辛辣刺激性食物，慎食鱼、虾、蟹等海产食物；戒烟及避免吸二手烟，并尽量避免出入空气污浊的地方；注意居室卫生，控制室内真菌和霉变的发生，远离宠物；加强身体锻炼，增强体质。只有多方配合，坚持治疗，方可达治愈之目的。

五、咽喉肿痛

咽喉肿痛是上呼吸道感染初期常见的症状之一，起病急骤，表现为咽部红肿、疼痛，重者扁桃体急性充血、肿胀，属于中医学喉痹、急喉风、慢喉风、乳蛾、喉蛾的范畴。常见于西医学的急性咽炎、扁桃体炎、扁桃体周围脓肿、咽后脓肿、咽旁脓肿、急性喉炎等病。

[诊断要点]

发病较急，以咽喉红肿疼痛、吞咽不适为主症，多伴有发热、咳嗽等上呼吸道感染症状及食欲不振等全身症状。

[辨证分型]

1. 风热壅肺

咽部红肿疼痛、干燥灼热，可伴有发热，汗出头痛，咳嗽有痰，小便黄。舌质红、苔薄白或微黄，脉象浮数。

2. 胃火痰盛

咽部红肿、灼热疼痛，咽喉有堵塞感，高热，口渴喜饮，头痛，痰黄黏稠，大便秘结，小便短赤。舌红、苔黄，脉数有力。

3. 阴虚火旺

咽部微肿、疼痛、色暗红，喉间有异物感，咽干喉燥，声音嘶哑，不欲饮水，手足心热，午夜尤甚。舌红、少苔，脉细数。

[治疗]

1. 取穴

主穴：阿是穴、天容、列缺。

配穴：辨证属风热壅肺者加尺泽、外关、少商，胃火痰盛者加内庭、合谷、丰隆，阴虚火旺者加照海、三阴交。

2. 操作方法

以中粗火针点刺肿痛部位 2~3 下，出血为佳。针刺天容穴时，毫针朝对侧天容穴缓慢进针，得气即停止进针，患者感痛或喉痒欲咳时稍退针。列缺朝上斜刺，得气为度。少商、照海可火针点刺出血。余穴毫针常规针刺。初起每日 1~2 次，后期每日或隔日 1 次。

3. 要领及注意点

根据咽喉肿痛微甚决定火针粗细和出血量多少，肿甚则用粗一点的火针，放血要多些，轻症可不用火针点刺肿痛局部。

[典型医案]

季某，男，75 岁。2011 年 6 月 25 日初诊。

患者因饮酒过度致咽喉及右牙龈肿痛，难以咀嚼吞咽食物，服中西药无明显效果。痰黄黏稠，平素常便秘，舌质红、苔黄腻。辨证为胃火痰盛。刺法：中等火针点刺咽喉及牙龈红肿处数下至出血，毫针刺天容、天突、列缺、合谷、丰隆、内庭、天枢。火针治疗 1 次后肿消，次日仅毫针刺，再服北豆根、新清宁后数天痊愈。

[临证备要]

中医学认为，本病多由风热火毒侵袭咽喉，或者肺胃积热循经上扰，风火热毒蕴结于咽喉；或体虚久病而致肺肾两虚，虚火上炎，灼于喉部所致。针灸对咽喉肿痛有较好的疗效，火针对咽喉肿痛重症或久治不愈的顽症有比其他方法更好的疗效，但应注意配合对原发病的治疗。

患病期间应注意休息，减少或避免过度讲话，忌食辛辣刺激性食物，力戒烟酒。平时积极锻炼身体，增强体质，提高机体抵抗力。